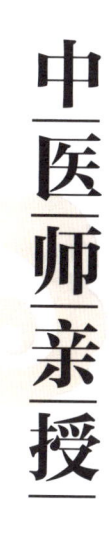

祛除湿气 百病消

中医师亲授

陈新宇 陈青扬 \ 主 编
罗云涛 \ 副主编

吉林科学技术出版社

图书在版编目（CIP）数据

中医师亲授：祛除湿气百病消 / 陈新宇，陈青扬主编． -- 长春：吉林科学技术出版社，2025.3. -- ISBN 978-7-5744-2251-3

Ⅰ．R256

中国国家版本馆CIP数据核字第2025PR1772号

中医师亲授：祛除湿气百病消
ZHONGYISHI QINSHOU: QUCHU SHIQI BAIBING XIAO

主　　编	陈新宇　陈青扬
副 主 编	罗云涛
出 版 人	宛　霞
责任编辑	李亚哲
助理编辑	王耀刚
封面设计	深圳市弘艺文化运营有限公司
制　　版	深圳市弘艺文化运营有限公司
幅面尺寸	170 mm × 240 mm
开　　本	16
字　　数	172千字
印　　张	12.5
页　　数	200
版　　次	2025年3月第1版
印　　次	2025年3月第1次印刷

出　　版	吉林科学技术出版社
发　　行	吉林科学技术出版社
地　　址	长春市福祉大路5788号出版大厦A座
邮　　编	130118
发行部电话/传真	0431-81629529　81629530　81629531
	81629532　81629533　81629534
储运部电话	0431-86059116
编辑部电话	0431-81629518
印　　刷	吉林省创美堂印刷有限公司

书　　号	ISBN 978-7-5744-2251-3
定　　价	49.80元

版权所有　翻印必究　　举报电话　0431-81629520

前言

随着社会的发展和生活环境的变化，人们的生活方式也发生了很大的改变，现代一些不良的生活习惯使很多疾病悄然而至。畏寒、爱出汗、爱出油、大象腿、面色萎黄、头发油腻、口苦口臭、月经不调、食欲不振……这些可能都是湿气惹的祸！

人体存在湿气本来不是病，但当湿气超出了人体的适应度，如果不加调理，体内积聚的湿气就会形成"湿邪"，导致脏腑功能失调、代谢功能异常，久而久之，就会对人体造成危害，进而诱发疾病。

有句古话叫"千寒易除，一湿难去。湿性黏浊，如油入面"，意思是身体一旦招惹上湿气，病邪就会变得黏腻，胶着难除，难以根治。湿邪伴随其他淫邪出现，有多种类型：湿与寒在一起叫寒湿；与热在一起叫湿热；与风在一起叫风湿；体内水液停滞不化而导致的痰和湿凝聚在一起叫痰湿；脾胃虚弱使人体内湿邪内停，久而久之形成虚湿……任何一种湿邪都会给我们的健康带来各种隐患。那么，日常生活中要如何防湿、祛湿呢？

本书从祛湿的基本原理、什么是湿气、人体水分的正常代谢，到湿邪入侵身体的信号、每种湿邪祛除和调理的方法，均有详细阐述；还会根据季节的变化，给出常见病症的祛湿方法，从而对症防治；运用穴位、运动、食疗等方法，科学地防湿、祛湿，希望能为广大读者提供切实有效的防湿、祛湿方法。需要注意的是，本书中所列举的中医医治方法需要在中医师的指导下进行，以确保安全有效。

湿除身清·气顺人和

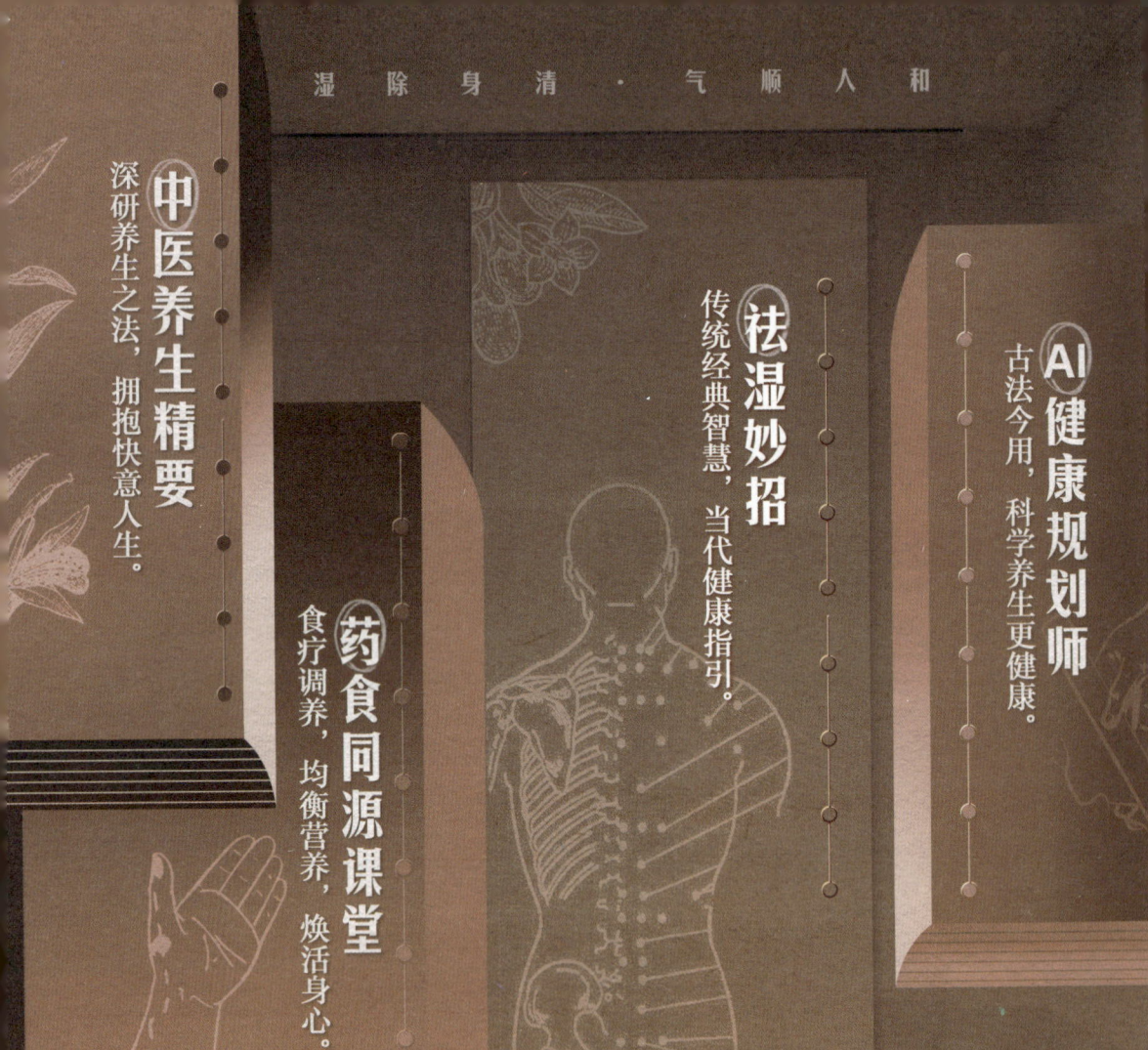

中医养生精要
深研养生之法，拥抱快意人生。

祛湿妙招
传统经典智慧，当代健康指引。

AI健康规划师
古法今用，科学养生更健康。

药食同源课堂
食疗调养，均衡营养，焕活身心。

扫码开启
祛湿自愈之旅

■AI辨湿邪，古方焕新机

目录

第一章　关于湿气，你了解多少

什么是湿气 002

"湿"在体内怎么运化 004

湿气有哪些特点 005

湿气过盛对人体有哪些影响 006

第二章　察"颜"观色，读懂身体的湿气信号

信号1：依起床时的感觉 012

信号2：观面色 012

信号3：看眼睛 013

信号4：瞧鼻子 013

信号5：看舌头 014

信号6：闻口气 015

信号7：辨味觉 016

信号8：看粪便 016

其他信号 017

第三章　常见的五种湿气及对症调理

寒湿 020

湿热 038

风湿 056

痰湿 078

虚湿 092

第四章　由湿气导致的常见病对症疗养

慢性腹泻 104

咳嗽多痰 108

自汗、盗汗 112

痛经 116

湿疹 120

口腔溃疡 124

颈椎病 128

肩周炎 133

冠心病 138

风湿性关节炎 142

血脂异常 146

慢性支气管炎 151

失眠 155

肥胖 160

带下病 164

第五章　顺应天时，四季祛湿有讲究

春季防寒湿 170

夏季既要防暑湿，也要警惕寒湿 172

秋季祛湿气 174

冬季谨防风、寒、湿 176

第六章　好习惯，帮助身体除湿

保持好心情 180

养成良好的饮食习惯 182

不酗酒、少吸烟，远离湿气 184

适量运动，促进气血循环 185

保持充足睡眠，促进湿气排出 187

常按揉三个穴位，健脾又祛湿 188

站桩——活气血，排湿气 190

正确泡脚，有效祛湿 191

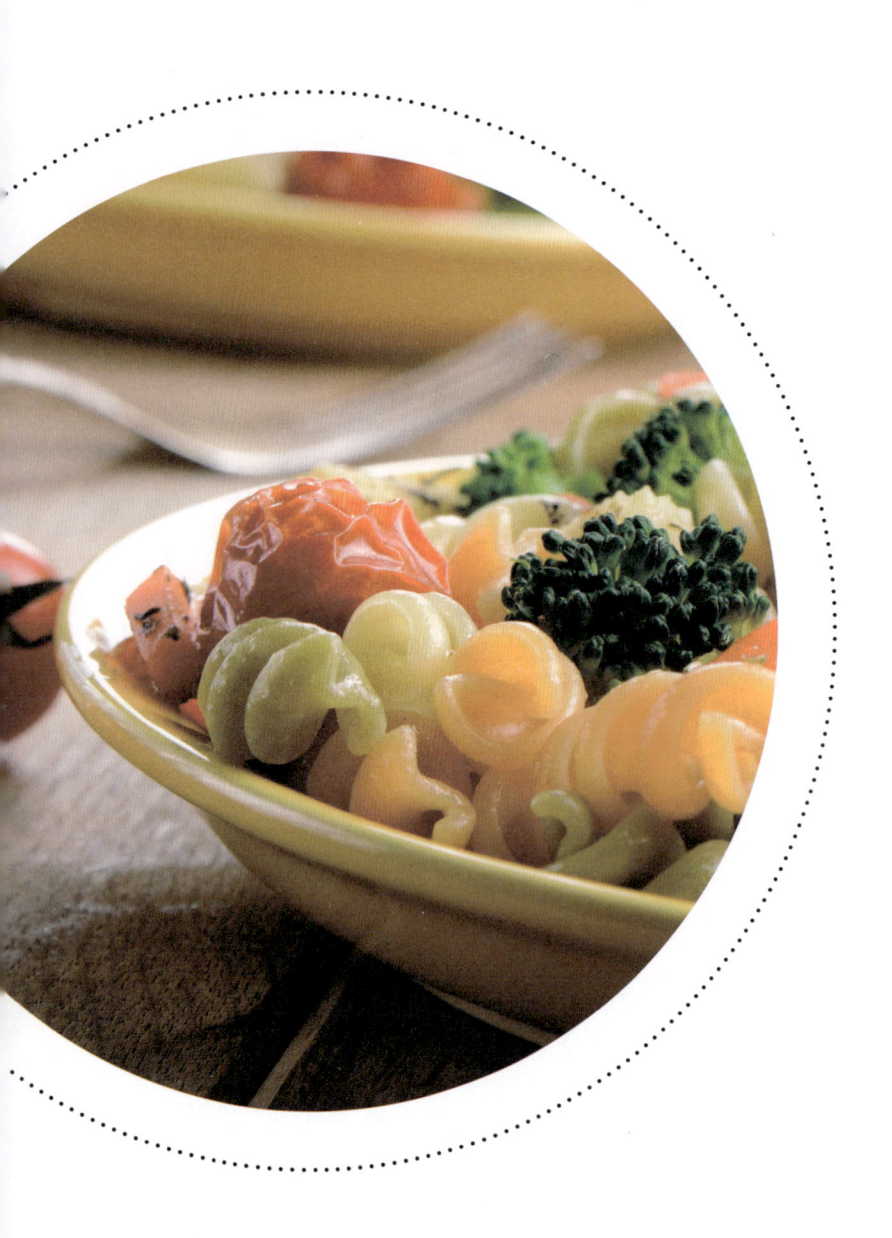

扫码查看

- AI健康规划师
- 祛湿妙招
- 药食同源课堂
- 中医养生精要

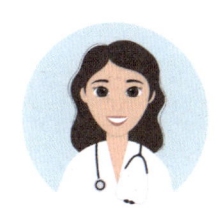

第一章 关于湿气，你了解多少

湿为阴邪，易阻气机，损伤阳气，影响身体的气血和津液运化，导致脏腑功能无法正常运行。湿气过盛虽然不是重大疾病，却是百病之源，是健康的一大隐患。那么，湿气是怎么产生的，又会给身体带来哪些不好的影响呢？

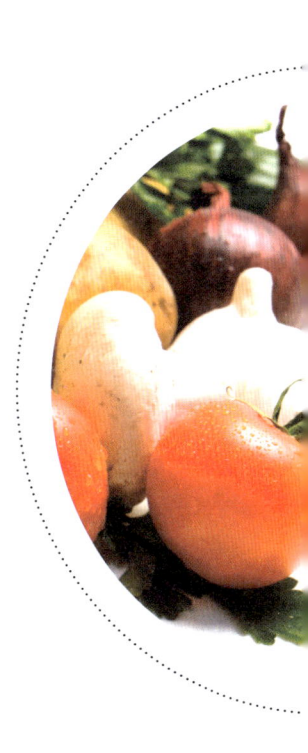

什么是湿气

湿气，这一中医特有的概念，源于大自然中的一些物质。在中医理论中，四季交替产生的风、寒、暑、湿、燥、火被称为"六气"，其中湿居首位，是滋润大地、促进万物生长不可或缺的条件。

湿气根据其来源可分为外湿和内湿。外湿源于自然界中的水湿，如天上的云朵、地上的水流、清晨的雾露以及冬日的冰雪等，都属于大气中水气所形成的外湿。而内湿则指的是人体内部的津液，即西医所说的体液，它占据了人体体重的60%左右，广泛分布于全身各处，因此中医十分重视人体内的水液代谢。

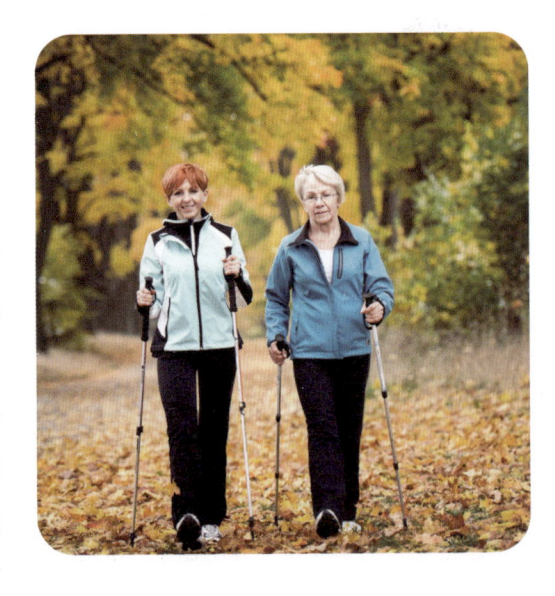

在正常情况下，身体内的水湿参与人体多种生理和代谢活动，如调节体温、为皮肤和关节提供营养和滋润，以及作为口腔、眼睛和各种腺体的润滑剂。这种正常的生理之湿对人体是有益的，也是生命活动所必需的。然而，当湿气过量，超出人体的自我调节能力，或者由于人体正气不足，多余的水湿无法通过尿液、汗液等途径排至体外时，就会在体内积聚，转化为病理性的湿邪。简而言之，体内的水液代谢不畅，就会产生湿邪，进而可能引发各种疾病。

从致病角度来看，湿气同样可分为内外两种。外湿主要来源于外界环境，包括自然气候和居住环境等。例如长时间处于潮湿环境中，人们容易出

第一章 关于湿气，你了解多少

现腰酸腿痛的症状，这是由外湿导致内湿所引起的。而内湿则产生于人体内部，中医认为脾胃是运化水湿的重要器官，当脾胃功能失调时，水湿无法及时转运和代谢，就可能会在体内积聚形成湿邪。在现代生活中，长期久坐、过度思虑、暴饮暴食、经常熬夜等不良习惯都可能损伤脾胃，导致人体内湿气过盛。

体内湿气过重通常会表现出一系列症状，如身体虚胖乏力、精神萎靡不振、容易疲劳、关节酸痛、腹部胀满、食欲不振、有口臭、舌苔厚腻且颜色或白或黄、大便稀黏呈糊状、下肢水肿以及女性白带增多等表现。

湿邪最大的特点在于其黏滞性，就像一块牛皮糖一样难以摆脱。这种黏滞性体现在湿邪一旦形成，就不易去除，它会阻滞气血的运行，影响身体的正常代谢。湿邪的黏滞性使得它容易附着在脏腑、经络、关节等部位，导致气血运行不畅，出现身体沉重、四肢无力、关节酸痛等症状。湿邪的黏滞性还使得它在体内停留时间较长，不易被清除，因此治疗湿邪往往需要较长时间，且容易反复发作。此外，湿邪还容易与其他邪气相结合，形成更为复杂的病理状态，如寒湿、湿热和风湿等。

总而言之，如果我们的身体正气强盛、五脏六腑功能正常、气血流通顺畅，那么即使有风、寒、湿、热等外邪入侵，也不会对身体造成损害。然而，湿无处不在，我们每天都在自觉或不自觉地感受着外湿，同时内湿也参与着人体的新陈代谢。在人体正气虚弱、抗病能力下降的情况下，湿邪就会乘虚而入，伤害身体，引发诸多病症。因此，我们要想保持健康，就需要积极防外湿、调内湿，以维护身体内水湿的平衡与和谐。

扫码查看
- AI健康规划师
- 祛湿妙招
- 药食同源课堂
- 中医养生精要

"湿"在体内怎么运化

人体内湿气的产生与水液的代谢密切相关，而水液在人体内的代谢是一个系统的过程。在这一过程中，心、肝、脾、肺、肾五脏都参与了水液的代谢过程。

水液源于饮食，是通过胃、脾，以及大、小肠等脏腑消化吸收而生成的。脾胃主饮食的受纳、腐熟及运化，在水液代谢过程中起到升降枢纽的作用，是调节人体水液代谢的关键环节。胃将食物受纳、腐熟，脾将这些水谷精微运送至各脏腑的同时，还把人体所需要的水液（津液）通过心肺运送到全身各组织中，起到滋养濡润的作用，又把各组织器官利用后的水液及时地转输给肾，通过肾的气化作用形成尿液，送到膀胱，再排泄于外，从而维持体内水液代谢的平衡。在这一过程中，脾、胃的作用尤为重要。

肺接受了脾转输的大量水液，通过宣发肃降作用，将其散布至周身。其中一部分水液经肺的宣发作用，随卫气而运行于体表，外达四肢官窍，运以濡养肌肉、润泽皮肤，代谢以后的一部分废料和剩余水分通过氧气的蒸腾，化生成汗液从汗孔排出；另一部分水液经肺的肃降作用，以心脏为动力，随营气循经脉而运行于体内，以濡养五脏六腑，灌注于骨节和脑髓之中，被机体组织器官利用之后，又集聚于肾。另外，在肺的呼气运动中，也排出了少量的水汽。

肾为主水之脏，集聚于肾的水液，一方面通过肾中阳气的蒸腾气化作用，又复上归于肺，由心肺再布散至周身，以维持体内的正常水液量；另一方面，通过肾中阳气的温化推动作用，不断地运化生成尿液，并且向下输送至膀胱。当膀胱内的尿液积到一定量时，就会产生尿意，从而及时、自主地经尿道而排出体外。

总之，人体水液代谢的全过程，需要五脏六腑的协同配合，任何一个脏腑的功能失常，都会引起水液的输布排泄障碍，从而使水湿停留于体内。水湿聚集就可能引起湿气的泛滥，湿邪便会悄然而至。因此，养好脏腑，体内的水湿才能正常代谢，才不会使湿邪侵犯人体。

湿气有哪些特点

湿气的三大特点

沉重混浊

湿气依附在身体某些地方，与周围的物体紧密结合，物体在湿的状态下比干燥的时候重很多，所以体内有湿气的时候，我们会觉得身体或头部沉重。湿气浊会导致体内气血不畅，长期聚集体内而又无法祛除它，就会导致有湿气的地方混浊，从而滋生各种毒害。

难缠黏人

什么东西被湿邪盯上，就好像被黏上了黏液，各种不爽利，比如大便黏滞、小便不畅等。此外，湿邪很难被祛除，且病程较长，比如风湿、湿温病等。

阻遏气机、损伤阳气

湿气本质上属于阴邪，具有黏腻难缠的特点，会"赖"在脏腑经络上不走，导致气机升降无能，于是阳气就没办法升发了。因此，被湿邪困住的人，一般阳气都不旺，表现为脸色淡白、精力不济等。

湿气过盛对人体有哪些影响

湿为阴邪，易阻气机，损伤阳气，不仅会影响身体的气血、津液运化，还会影响脏腑功能的正常运行。湿气过盛虽然不是重大疾病，却是百病之源，是健康的一大隐患，会对我们的身体产生很大的影响。

对脾胃的影响

脾具有喜燥恶湿的特性，一旦体内湿气过盛，脾容易受到损害。脾胃是人体进行食物消化和营养吸收的主要器官，它们负责将摄入的食物转化为精微物质，并将其输送至全身各处。当脾因湿气过重而受损时，脾胃的运化功能就会出现障碍。

湿邪停滞在脾胃之中，会打破脾胃原有的气机升降平衡。正常情况下，脾主升清，能够将精微物质向上输送；胃主降浊，负责将食物残渣向下传导。而湿邪的存在使这种有序的升降过程受到干扰，进而引发一系列消化功能方面的问题。例如，可能出现大便溏稀、慢性腹泻的症状，这是由于脾的

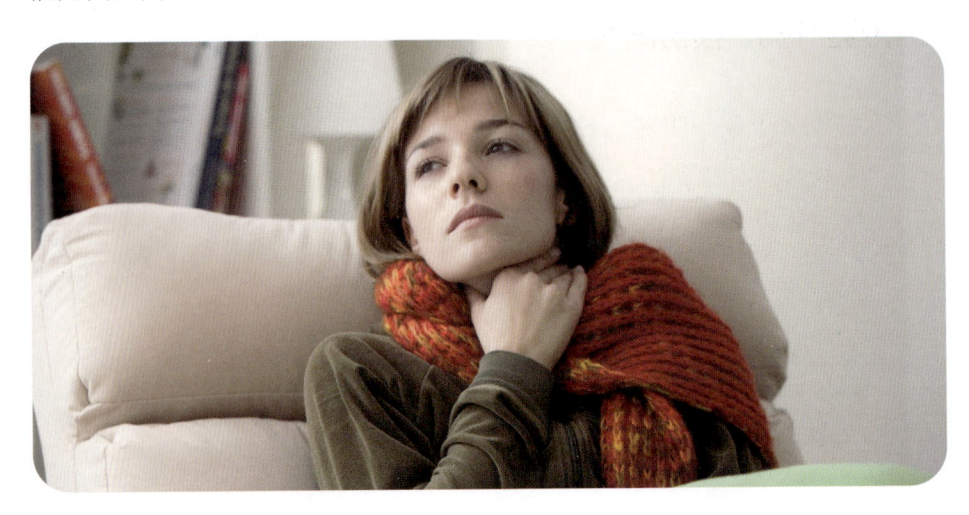

运化水湿功能受损，水湿不能正常代谢，混入大便之中所致；也可能会出现腹部胀满不适，这是因为脾胃无法正常运化食物，导致食物在胃肠内停滞积聚。此外，还可能伴有口淡无味、恶心呕吐、饭后腹胀等不适表现，这些都可能是脾胃受湿邪影响，气机失调和运化功能紊乱所导致的。

对皮肤的影响

湿邪本身具有黏滞和重浊的特性。当体内湿气过度积聚时，湿邪会在肌肤中停留。皮肤的正常生理功能维持依赖于气血的顺畅运行和滋养，而湿邪在皮肤内的存在会阻碍气血的正常流通。

皮肤的新陈代谢和屏障功能都需要气血的支持。气血运行不畅会使皮肤的新陈代谢过程紊乱，进而影响皮肤的健康状态。并且，湿邪往往容易与其他邪气结合，当与热邪相兼夹时，湿热在皮肤内蕴结，会引发炎症反应，例如可能出现湿疹，皮肤上还可能会出现红斑、丘疹等症状，这是由于湿热导致皮肤局部的气血瘀滞和炎症的发生。当湿邪与风邪相结合时，会导致皮肤出现风疹、瘙痒等症状。风邪具有善行数变的特点，湿邪与之相合，就会使风疹时隐时现、瘙痒难耐，这是因为风邪使湿邪在皮肤表面游走不定，进而引发这些不适症状。

对体型的影响

脾在人体中起着运化水湿的重要作用。当湿气过重时，脾的运化功能就会失调，进而导致水液代谢出现异常。在这种情况下，水湿在体内逐渐积聚。

一方面，体内湿气重，阻碍气机运行，导致身体代谢下降，过多的水湿会干扰脂肪的正常代谢。体内的"垃圾"代谢不出，从而堆积在下半身，如腹部、腿部，它们和脂肪混在一起，让人看上去更胖。

另一方面，脾肾在人体的水液代谢过程中是相互协作的关系。湿气过重不仅会影响脾的运化，还会波及肾的相关功能。肾对水液的调节失常，再加上脾运化水湿不力，就会导致水液在体内潴留。这种潴留可能表现为身体浮肿，如面部、眼睑等部位出现水肿；四肢也可能出现水肿现象，按压时可能会出现凹陷，这是因为水液在局部组织中积聚，破坏了正常的组织液平衡。

对筋骨的影响

湿邪具有重浊黏滞的特点，当它侵入人体后，容易阻滞经络中的气血运行。筋骨的正常功能依赖于气血的濡养，气血能够为筋骨提供营养物质和能量，保证其结构完整和功能正常。当湿邪阻滞气血运行时，筋骨得不到充足的气血滋养，就可能会出现功能障碍。例如，关节可能会出现肿痛的症状，这是因为气血瘀滞在关节部位，导致局部的炎症反应和组织液渗出；四肢会感觉沉重，这是由于湿邪本身重浊的特性影响了肢体的正常感觉；四肢还可能出现麻木现象，这是因为气血不畅，进而影响神经系统的正常功能；关节屈伸也可能变得不利索，这是由于筋骨失去了气血的灵活滋养，使关节变得僵硬。

此外，从经络学说来看，人体的经络贯穿于筋骨之间。当湿邪侵犯经络时，会沿着经络传导，进而影响与之相连的筋骨，导致相应部位的筋骨出现不适症状，影响人体的正常活动和运动功能。

对精神状态的影响

脾主升清，并且脾喜好干燥的环境，厌恶湿气。当体内湿气过于旺盛时，湿邪就会围困脾，进而影响脾的升清功能。清阳之气无法顺利上升到头部，而头部需要清阳之气的滋养才能保持良好的精神状态。一旦清阳之气供应不足，人就会表现出精神萎靡不振的状态，对周围的事物缺乏应有的兴趣和活力，整个人显得无精打采。

湿邪除了影响脾的升清功能外，其本身黏滞重浊的特性还会对人体的气血运行造成阻滞。心主神明，也就是说心主宰着人的精神意识和思维活动。要正常发挥这种主宰功能，依赖于气血能够畅通无阻地运行并且有充足的供应。然而，湿邪阻滞了气血，导致心神得不到足够的滋养，进而出现心神不宁的情况。心神被湿气所扰，就会出现烦躁不安、难以入眠等症状。例如，体内湿气重的人在夜间往往会感觉心烦意乱，即使在安静的环境下也难以平静下来进入睡眠状态，或者入睡后容易被盗汗、口苦等湿热引起的不适症状所惊醒。

诱发或加重疾病

湿气具有黏滞的特性，这种特性使其容易阻滞血脉，导致血液运行不畅。从中医的角度来看，气血运行的顺畅与否对脏腑功能有着至关重要的影响。当血脉被湿邪阻滞，气血运行受到阻碍时，脏腑功能就会受到牵连，进而有可能诱发多种疾病。

例如，血液运行不畅可能会导致血管堵塞，也可能会导致血脂异常，这与糖尿病、高脂血症等疾病的发生存在关联。对于女性而言，由于其生理特点，更容易受到湿邪的影响。女性的盆腔、尿道、阴道等部位在正常情况下有着自身的微环境和防御机制。然而，当湿邪导致下焦湿热时，就会破坏这些部位的正常环境，使局部的防御机制受损，导致月经不调、痛经、白带异常等。

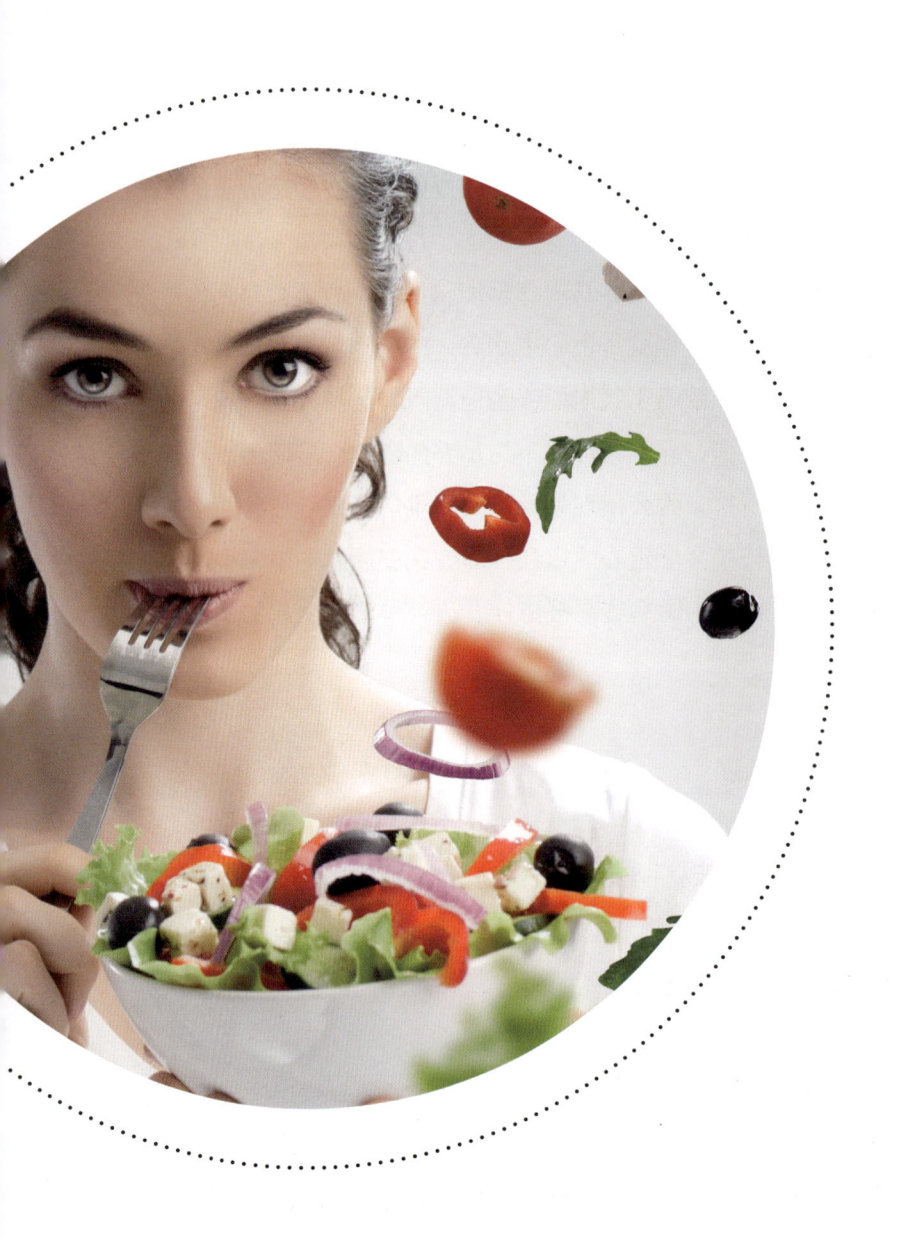

扫码查看

- AI健康规划师
- 祛湿妙招
- 药食同源课堂
- 中医养生精要

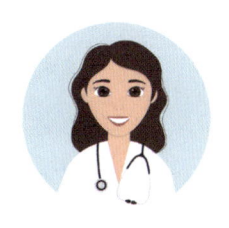

第二章 察"颜"观色，读懂身体的湿气信号

有句古话道："千寒易除，一湿难去。"湿气对人体的伤害缓慢而又隐蔽。一旦湿气进入体内，就可能导致身体代谢功能紊乱，引发许多疾病。因此，我们应该时刻保持警惕，自查自检，及早发现身体的状况，只有了解自己的健康情况，才能知道自己是否正在受到湿邪的侵害。从源头抓起，对症下药，轻松防湿、祛湿。

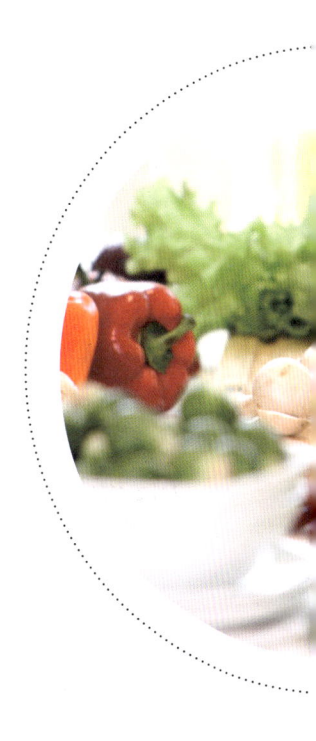

信号1：起床时的感觉

当体内湿气较盛，超过人体的承受能力时，经络气血会运行不利，水湿停聚在体内，导致身体的抗病能力降低、正气虚弱。正气受损，人自然就会觉得身体疲懒。因此，体内湿气重的人与健康之人的外在表现不同，可以通过观察早晨起床时的身体状态来判断。

● 如果每天早上起床之时感觉神清气爽、精力充沛、一身轻松，说明睡眠质量较高，身体比较健康。

● 如果每天早上起床之时，发现自己特别疲惫、头昏脑涨、没有精神，或者像是穿了一件湿衣服，整个人浑浑噩噩、全身不清爽，感觉四肢沉重、不想动弹，那么你体内的湿就可能比较重了，需引起警惕。

信号2：观面色

人的面色与五脏功能及气血的充盈密切相关。当机体功能强健、气血生成充沛时，肌肤能够获得充足的营养；反之，一旦机体功能衰弱，湿气侵入体内，干扰气血的运行，皮肤便会因缺乏滋养而显得黯淡无光。通过观察面部情况，能够得知人体内脏腑、气血、肌肉、精气等物质方面的变化，有助于了解自身身体状况。

● 面色红润且容光焕发，说明身体健康、五脏调和、体质平和。

● 面色偏黄且虚肿，呈现出黄胖之感，通常是脾虚生湿的表现。

● 面色萎黄且水肿严重，倦怠无力，表明脾气亏虚、脾胃不和，体内有湿邪。

● 面色萎黄中泛红，同时尿色偏黄或偏红，说明体内存在湿热。

- 面部长斑，多因脾虚湿盛，致使气血痰瘀积滞在皮下，并上蒸于颜面。
- 面部长痘痘，说明肺胃有湿热、阴虚火盛，可能是湿热瘀积于面部所致。

信号3：看眼睛

- 眼睛之所以能够视万物、分辨色彩，得益于五脏六腑精气的滋养，所以眼睛是五脏六腑精气汇聚之处。通过观察眼睛或眼周围各个部位的不同状态，大致能判断出五脏六腑的基本情况，进而了解自身的身体状况。在中医望诊里，"望目"便是通过观察患者眼睛来判断其五脏六腑的健康程度，由此知晓患者的身体是否健康。我们也可以通过眼睛的情况来判断自己体内有没有湿气。
- 眼睛清澈明亮，黑白界限分明，且目光炯炯有神，表明气血充盈、体质平衡、身体强健。
- 若眼皮出现浮肿，多数是肠胃功能欠佳，体内湿气堆积所致。
- 若下眼袋较为明显，可能是脾气虚弱，水湿运化出现障碍，体内水湿滞留所致。

信号4：瞧鼻子

鼻子就像是一张晴雨表，人体内在脏腑的健康与否，可以通过鼻子简单判断出来。鼻子在预报湿气方面显得尤其准确。一般情况下，鼻头是脾脏的反射区域，鼻翼是胃的反射区域，当脾胃产生疾病时，其相应部位也会跟着有所反应。脾胃虚弱是湿邪产生的根源，如果体内湿气重，脸上和鼻子上就会出油量增加、颜色发黄、黑头增多，或者鼻尖的颜色有所改变。对于有湿毒的人来说，这些症状就更加明显了。所以，平时照镜子时，不要忘记多观察一下自己的鼻子，发现身体的秘密，争取尽早发现疾病，及时进行治疗。一旦发现鼻子上黑头增多，鼻头、鼻翼的颜色发生了变化，就说明体内湿气偏重，需要及早做出预防措施。

- 鼻尖偏黑，意味着体内湿气较重，需及时祛除湿气。
- 鼻头与鼻翼发红，甚至形成"酒渣鼻"时，表明脾胃存在湿热，体内有水湿滞留。
- 鼻头颜色偏黄，且肌肤黯淡无光泽，表明脾气虚弱，体内水湿停聚。
- 皮肤容易出油，尤其是鼻子部位经常冒油，说明体内存在痰湿。

信号5：看舌头

舌头由人体最坚韧有力的肌肉群构成，是主导语言和味觉的重要器官。它不仅能让我们享受到美食的乐趣，还能反映出脏腑的健康情况。可以说，舌头是湿气重的"报警器"，体内湿气重的人会在舌头上有所反应。

舌苔由胃气所生，胃是重要的消化器官，上连食管，下接十二指肠，对维持人体生命活动至关重要。在脾的运化下，胃将人体吸纳的精华转化为精微物质并吸收，进而化生气血，滋养全身。因此，体内气血的盈亏、五脏六腑精气的兴衰，都可在舌苔上体现。通过观察舌苔，我们能知晓身体的健康状况。此外，通过观察舌苔也能判断体内湿气重不重。

- 舌苔颜色呈淡淡的薄白，不干不滑且较为湿润，舌面干净，表明身体健康、体质平和。
- 舌苔中心微黄、厚腻且不润，舌质颜色鲜红，伴有口苦、排尿量少、尿色赤黄等，说明体内湿热较盛。

第二章 察"颜"观色，读懂身体的湿气信号

- 舌苔发白且舌质偏白，说明体湿脾虚，可能存在气血两虚的症状。
- 舌苔发黑，表示体内寒气重，脾胃功能差，寒湿较严重。
- 舌质松软无弹性，舌体肿大或舌边有齿痕，且常感体乏无力，说明机体脾虚湿盛，属于虚湿。

温馨提示

观察舌头之前不宜进食，尤其不能吃乌梅、橄榄、槟榔等会使舌面染色的食物。因为它们会改变舌头的自然色泽，难以准确判断舌苔的颜色和状态。观察前建议先漱口，然后面向明亮处，将舌尖微微下弯，避免卷缩，充分地把舌体展现出来。

信号6：闻口气

很多人都有口腔异味的困扰，明明已经非常认真地刷牙，也很注意个人卫生清洁，但就是解决不了问题。其实口腔出现异味，除了口腔卫生之外，也有可能是因为体内湿气重。如果一个人的身体里面湿气过重，或者湿邪与热邪相互纠缠，就会导致体内相关脏器功能减弱，特别是胃中的食物很难被消化，食物在胃部停留的时间过长，会散发出酸臭的腐烂味道，而口腔与胃等其他消化器官都是相通的，如果胃部患病并且产生了臭气，这些臭气就会通过口腔散发出来，从而形成口臭。

- 如果有口臭，并感觉脘痞胸闷，脸上容易长痘，说明脾胃积热、体内有湿，属于湿热。

扫码查看

- AI健康规划师
- 祛湿妙招
- 药食同源课堂
- 中医养生精要

信号7：辨味觉

中医认为，口腔中味觉异常往往是脏腑功能失衡的表现，与肝、脾两脏关系密切。当肝气郁结、脾气虚弱导致运化功能失常时，消化系统便会发生紊乱，导致唾液淀粉酶分泌异常，引发味觉失常。因此，味觉异常不仅是脏腑功能失调的表现，也是某些潜在疾病的预警信号。

- 感觉口中发甜，伴有口干、口黏及体倦气短等症状，大多是由痰湿困脾、脾胃热蒸导致的。
- 感觉口舌黏腻，味觉减退，大便稀薄，小便不畅，多因寒湿困脾所致。
- 感觉口中苦涩，面色泛黄，且小便颜色偏黄，多因脾胃湿热上升，影响肝胆疏泄所致。

信号8：看粪便

中医认为，脾虚则大便不成形。中国人本应以五谷杂粮为食，但随着经济条件越来越好，很多人以肉食为主，一天不吃肉就觉得难受，长期如此，伤害的是脾胃。脾的主要工作是运化水湿，脾一旦受到伤害，水湿不能完全运化，就会堆积在体内。所以，大便不成形不仅意味着脾虚，也意味着体内有湿气。平时你可以查看大便是否有一种黏腻感，是否会粘在马桶上难以冲干净，或者是大便稀稀拉拉，不太成形，总是感觉没有排完大便，这些都是体内湿盛所致的表现。

- 如果大便呈金黄色、圆柱体、香蕉形，排便很通畅，则说明体质平和、不湿不燥。
- 如果大便不成形、长期便溏，体内必然有湿。如果大便成形，但大便排完之后总会有一些粘在马桶上，很难冲下去，这也是体内有湿气的一种表现，因为湿气有黏腻的特点。

🟢 如果不便于观察马桶，也可以观察手纸。大便正常的话，一张手纸就能擦干净了；但体内有湿的人，一张手纸是不够用的，需要三到五张才能擦干净。

🟢 如果体内的湿气与热相结合，变成湿热，大便会有臭秽的味道，并且肛门会有灼热感，大便不成形、便溏，或用纸擦肛门擦不净，这是湿热下注的表现。

🟢 如果大便溏稀，味道没有浓厚的臭味，是体内有寒湿的表现。

其他信号

湿邪的一个显著特征是重浊，重浊包含"沉重"与"秽浊"。当人体内湿邪积聚过多，就会感觉行动变得迟缓，身体仿佛被重物包裹，四肢沉重，缺乏动力。湿邪若滞留于关节部位，还会出现关节疼痛、僵硬难以屈伸的症状。如果人体内存在湿邪，其排出物与分泌物往往变得秽浊不清，表现为头发容易出油、皮肤湿疹频发、小便浑浊、大便黏腻不爽等。因此，我们可通过一些日常细节判断体内是否有湿邪。

🟢 如果头发易出油，发丝常粘连在一起，且头皮屑多，体内可能存在痰湿。

🟢 每到雨雪天气、气温下降时，四肢关节就疼痛不止，部分人的关节还会红肿、发热，甚至四肢无法活动，体内可能有风湿。

🟢 如果体形偏胖，且容易腹胀，同时经常感到疲劳，体力不济，身体免疫力较差，这往往是虚湿体质的表现。

🟢 对于女性而言，如果白带增多，色泽发黄并伴有异味，或者白带质地如水，阴部瘙痒等，则可能是体内有湿邪。

湿邪的类型很多，临床表现比较复杂，不同的湿邪有不同的表现。除了本章节所阐述的预警信号及典型症状外，最好的确诊方法是当身体不舒服时，请中医及时进行诊治，辨明病因病症，准确对症治疗。

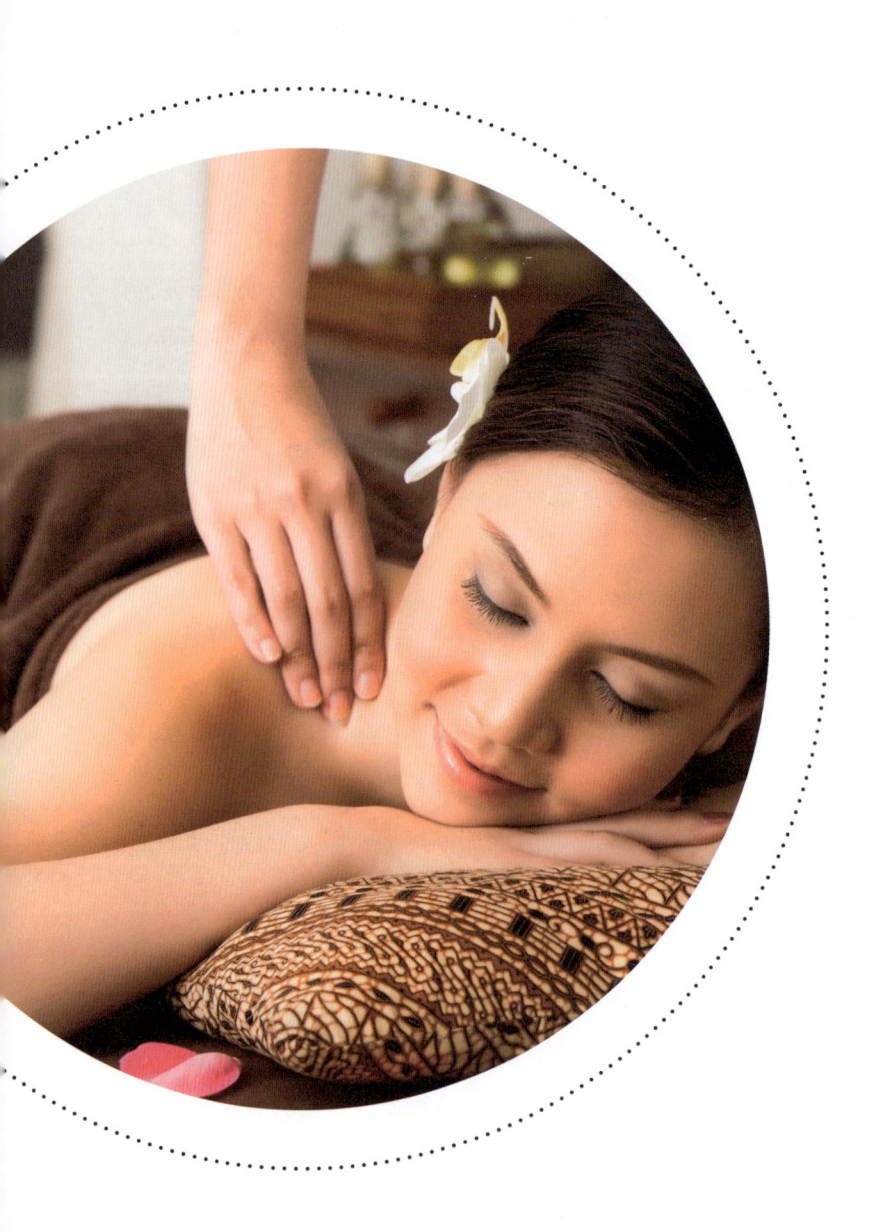

扫码查看

- AI健康规划师
- 祛湿妙招
- 药食同源课堂
- 中医养生精要

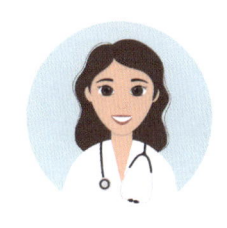

第三章 常见的五种湿气及对症调理

湿是最容易渗透的，湿聚为痰，形成痰湿；湿与热在一起叫湿热；与风在一起叫风湿；与寒在一起叫寒湿；当人体正气不足，脏腑功能虚衰时产生的湿邪则为虚湿。湿邪伤人并不是很猛烈，而是慢慢渗透，破坏人体内的环境平衡。祛湿首先要分清楚自己身体内的湿邪类型，了解湿邪的特点，才能对症调理。

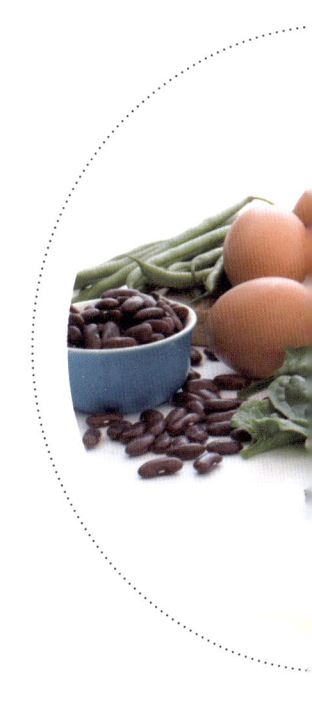

寒湿

中医认为，风、寒、暑、湿、燥、火为"六淫"，它们是六种外感病邪，可致人生病。湿与寒，异名同类，都属于阴邪，常伤人阳气。湿气重了就会生寒，湿与寒又容易联合形成寒湿，对人体造成伤害。

寒湿停留在关节、经络，造成关节疼痛；停留在脏腑，导致胸、腹、子宫等不同部位的疼痛。寒湿最大的特点是凝滞，即不通畅。寒湿会损伤阳气，令该部位的气血凝滞不通，气血不通则痛，还会导致肌肉、神经、血管等组织出现不同程度的收缩或痉挛，造成组织缺血缺氧，使人体阳气衰弱，严重影响血液的循环和运行。很多人一到天气寒冷时，即使穿再多再厚的衣服，依然缓解不了手脚冰凉。这是因为体内寒湿较重、阳气不足，气血运行不畅，四肢末端的气血供应不及时，从而出现手脚冰凉的现象。

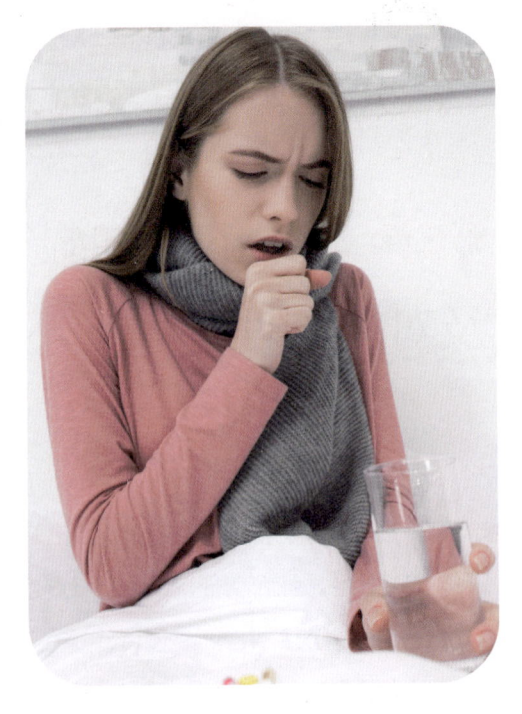

寒湿易导致人体功能失调，出现四肢发冷、头晕头痛、胸闷等症状，女性还可能有痛经的情况。身体长期处于寒湿的状态，脾胃也容易出问题，导致食欲不振、腹痛、反胃等，这会消耗更多阳气，使身体更加虚弱，让病毒、细菌等有可乘之机，所以寒湿重的人往往更容易感冒。

寒湿症状

体内寒湿重的人会有哪些表现？
- 看舌苔：舌苔呈现白腻且水滑之态；
- 看喜好：慵懒，不爱活动，偏爱温暖环境，喜夏厌冬；
- 看肠胃：时常有腹胀、腹泻、腹痛等情况发生，不喜冷食；
- 看大小便：大便频繁且不成形，小便量多且色清如水；
- 看形体：形体较为肥胖，身体有浮肿的现象，四肢冰凉，关节常感疼痛，颈肩或腰背酸痛。

气血充足祛寒湿

寒湿对人体危害极大，许多疾病皆因寒湿而起。中医认为，人体气血（正气）和外来的寒湿（邪气）相互对立，生病与否取决于正气与邪气的较量。气血不足者，既易受寒湿侵害，又易自身生寒。这是因为气血匮乏导致阳气衰弱，温煦气化机能下降，虚寒由此内生。

如果身体强健，气血充盈，寒湿便难以侵害身体。反之，气血不足时，机体内脏功能变弱，脾、肾温煦气化功能降低，此时人体更易受寒湿困扰。寒湿一旦入侵，会进一步削弱内脏阳气，使病情迁延不愈。

要驱除体内寒湿，关键在于补充气血、调整脏腑机能、调动体内代谢。确保气血通畅，方能排出寒湿。因此，预防与消除寒湿的关键，在于增强体质，充盈气血，即中医所说的"正气存内，邪不可干"。

炎夏更要防寒湿

寒湿的产生有两个源头：一是外感寒湿，二是内生寒湿。气候和地域与外感寒湿相关,下雪天、下雨天、阴天等寒湿天气较为常见。然而,在炎热的夏季,也有不少人会外感寒湿,这是为何呢?

冬季天气寒冷,大家都把自己裹得紧紧的,以保护体内的阳气不外泄。但是到了夏季,由于天气炎热,大家都忙着清凉降温,很少有人想着维持阳气,经常喝冰镇饮料、晚上睡觉时不盖好被子、长期待在空调房等,虽然体外是炎热的,殊不知此时寒湿之气最易侵入体内,损伤阳气,刺激肠胃,诱发各种疾病。这也是为什么到了夏季,腹泻、感冒或受寒的人往往比平时还多。

还有一些年轻女性,在夏天喜欢穿超短裙、露脐装等,觉得这样既凉快又美丽。可是穿得过少会使肩关节、膝关节因为没有得到足够保暖而受到风寒的侵袭,容易导致身体被寒湿所伤。

寒湿重会造成体内气血凝滞、瘀阻。寒湿瘀积在体表会导致肌肉僵硬,引发各种肌肉疼痛,如肩颈痛、腰腿痛、手脚发麻等;寒湿瘀积在体内则会使人经常腹痛、腹泻、咳稀白痰、打喷嚏、感冒、周身怕冷等。因此,即使在夏季,也应防止寒湿的侵袭。

冰镇饮料易致寒湿伤脾

天热的时候喝一些冰镇饮料,的确能消暑降温,但如果喝得太多,不仅会将寒湿喝进身体里,还会对胃黏膜造成伤害,引起呕吐、腹泻等,而且容易患上胃病。

不良习惯易致寒湿损阳

俗话说:"夏不敞胸,热不晾背。"意思是说,即便是炎热的夏天,也不要袒露胸口和背部,这样能防止身体阳气过度散失。若在大汗淋漓时对着空调吹冷风，或者马上洗澡，体内阳气容易受损。因为人体出汗时，毛孔会为散热而张开，此时若突然吹冷风或洗澡，寒湿之气就会从张开的毛孔侵入体内，导致人体受寒，容易感冒。待在空调房时，建议准备一件薄外套或披肩，当身体感觉有点凉时及时穿上，这样可以避免身体受寒。从室外进入室内时，要先擦干汗水，等皮肤的温度降下来后，再吹空调或洗澡，防止寒湿入侵而损伤阳气。

五个易受寒湿侵袭的穴位

寒湿乃众多疾病的根源，体质阳虚或阳气不固者更易遭受寒湿侵扰。寒湿之气常乘虚而入，通过人体穴位渗透，以下五个穴最容易受到寒湿的侵袭，日常需倍加防护。

大椎穴

大椎穴位于第七颈椎棘突下凹陷中，是人体阳经交会之处，集合手足三阳经阳气，并与督脉阳气共上行于头部，是阳经和督脉精气的汇聚之所。寒湿一旦侵入此穴，可能波及肩颈及头部区域，导致肩周炎、颈椎痛、头晕、睡眠障碍等问题。

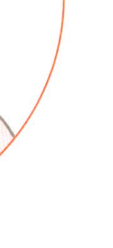

膻中穴

膻中穴位于人体前正中线，两乳头连线的中点。这里是宗气汇聚之处，胸中之气乃至人的一身之气都在此汇集。一旦寒湿从膻中穴侵入，不但可能引发乳腺增生、乳腺肿痛、乳腺纤维瘤等病症，还可能造成胸阳不振，出现胸闷、气短、乏力等症状。

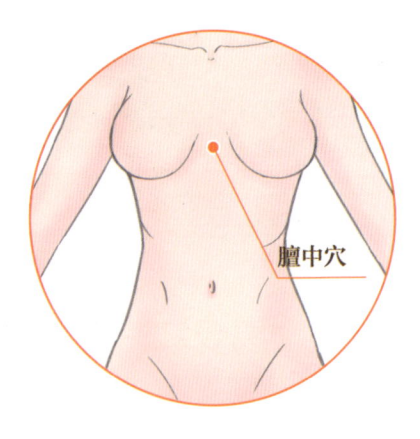

神阙穴

神阙穴位于脐窝中部、脐中央。它是人体生命最隐秘且最关键的穴位之一，堪称长寿大穴。若寒湿从神阙穴侵入女性体内，便会聚集在腹部，使腹部寒湿加重，可能引发各类妇科疾病，如各种妇科炎症、月经不调、痛经、子宫肌瘤、卵巢肿瘤、不孕不育等。

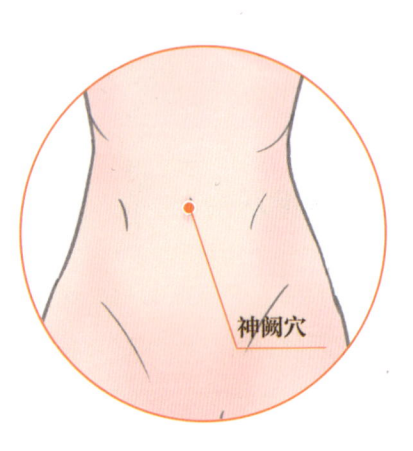

命门穴

命门穴位于人体的腰部，后正中线上，第二腰椎棘突下凹陷处。命，人之根本也；门，出入门户也。本穴因其位处腰背的正中部位，内连脊骨，在人体重力场中为位置低下之处，脊骨内的高温高压阴

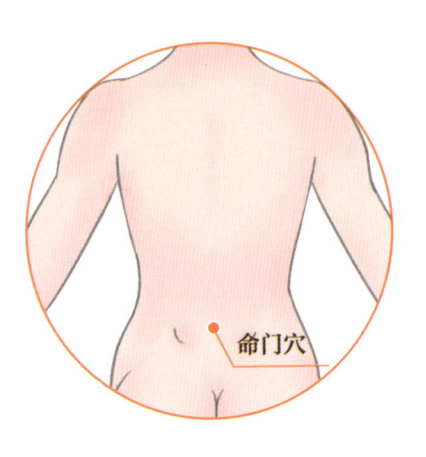

性水液由此外输体表督脉，本穴外输的阴性水液有维系督脉气血流行不息的作用，为人体的生命之本，故名命门。若寒湿由此穴进入人体，可引起腰酸背痛、腰膝酸软、肾虚、性功能下降等症状。

涌泉穴

涌泉穴位于足底部，蜷足时足前部凹陷处，约在足底第二、第三跖趾缝纹头端与足跟连线的前1/3与后2/3交点上。该穴名意指体内肾经的经水由此外涌而出体表。我国现存最早的医学著作《黄帝内经》中说："肾出于涌泉，涌泉者，足心也。"意思是说，肾经之气犹如源泉之水，源于足下，涌出并灌溉周身四肢各处。因此，涌泉穴在人体养生、防病、治病、保健等各个方面都显示出了重要作用。若寒湿由此穴进入人体，可引起膝关节酸痛、风湿性关节炎等。

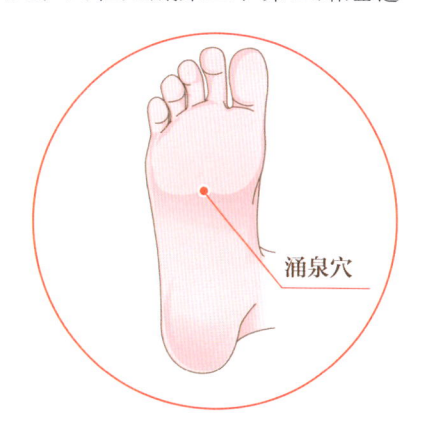

运动有助于提升阳气

现在的上班族，大部分人成天坐在办公室里，开车上下班，上下楼坐电梯，回家躺沙发上刷手机、看电视，就连平时坐的椅子都是带轮的，短距离的移动根本不用站起来。长时间缺乏运动，加上紧张的生活、忙碌的工作，使人肤色黯淡了、小肚腩更大了，精神萎靡不振……

要知道，久坐不动是隐形的健康杀手。《黄帝内经》中早就有"久坐伤肉"的论述，久坐会使得全身的血液循环减慢，长期保持同一个姿势会使肌肉松弛、弹性降低，轻则导致下肢水肿、倦怠乏力，重则会使肌肉僵硬、疼痛、麻木，甚至引发肌肉萎缩。同时，寒气与湿气也会悄悄地在体内积聚，损伤脾阳，形成寒湿。

中医认为"动生阳"。人体在运动中可以产生大量的热量，激发体内阳气，祛除寒湿，对各种慢性疾病能起到预防和辅助治疗的作用。这也是为什么我们运动的时候会感觉到身体慢慢地热了起来，当达到一定程度时就会出汗，其实这是身体里的阳气变得旺盛的表现。长时间固定不动的坐姿对身体有害无益，因此上班族每隔半小时应起来活动一到两分钟，即使只是活动一下手脚、舒展一下身体、去洗手间这样简单的活动。但想彻底祛除寒湿，让身体重新温暖起来，就要坚持锻炼，增强身体的抗病能力。运动能增加肺活量，增强心肌功能，活动僵硬的肌肉，让身体自主升发阳气，可以有效地改善体质。这也是经常从事体力劳动和体育锻炼的人身体素质好、不容易感冒生病的原因。

运动的类别以中轻度有氧运动为佳，而且要长期坚持，这样不仅能提高身体抗病能力，还能缓和情绪、缓解压力。其中，慢跑是一项非常好的有氧运动，可以锻炼到全身，使关节与筋骨都得到适度的活动，从而使经络疏通、气血通畅，既可增强关节的灵活性，还能锻炼心肺功能。但体质较弱或心肺功能不太好的人不适宜进行慢跑，可以用散步代替。美国一项研究结果显示，每天散步半小时，不管速度快慢都有益于身体健康。而且散步的过程还能对我们的胃肠进行"按摩"，改善胃肠的消化与吸收功能，并且能够放松身心，令心情愉悦，睡前散步还能起到改善失眠的作用。体质较弱者可从慢速散步开始，每日步行500~1500米，开始时可用自己习惯的速度走，然后用稍快的速度，适应后再逐渐增加锻炼的时间和距离。每天锻炼半小时左右，也可隔天锻炼一次，每次锻炼1小时以上。只要长期坚持，就可以有效祛除体内湿气，使体里的阳气变得旺盛，从而提高身体的抗病能力。

拔罐散寒又祛湿

现代交通工具很发达，让人们养成了不运动的习惯，很多人还有熬夜的习惯，甚至晚上12点以后才睡觉，加上平时喜欢吃一些非常油腻、甜腻的精细食物或者味道浓厚的食物，使得身体得不到阳气温煦，体内多余湿气无法排出去，造成寒湿凝聚，导致经络不通、气血不畅。中医所说的"不通则痛，痛则不通"，就是这个道理。

拔罐是借助负压使罐具吸附于人体表面，其产生的真空负压有很大的吸拔力量。当这种吸拔力作用于经络穴位时，会使毛孔张开，皮肤充血，进而把体内的病理产物经皮肤毛孔排出体外。拔罐对皮肤、毛孔、经络和穴位的吸拔，能够促使营卫之气流通、经脉气血顺畅，起到濡养肺脏、去除寒湿、调节体内阴阳平衡的作用。一旦体内阴阳平衡了，许多小毛病也就随之消失，人也就不容易生病了。

拔罐方法

一手持罐，另一只手握住点燃的闪火棒，伸入罐内旋转一圈后马上抽出，然后迅速将罐子扣在穴位上。在操作时，要注意酒精不能蘸太多，避免火焰随酒精流溢烫伤皮肤。闪火棒不要在罐内停留太久，也不能置于罐口处，以免罐具边缘太热烫伤皮肤。本法适用于各部位和各体位，特别适合运用闪罐法和走罐法时使用。

选穴汇总

- 天枢穴、中极穴、大椎穴、肝俞穴、肾俞穴、大肠俞穴。

穴位定位

- 天枢穴：位于腹正中部，肚脐旁开2寸。
- 中极穴：位于下腹部，前正中线上，脐下4寸。
- 大椎穴：位于后正中线上，第七颈椎棘突下凹陷中。
- 肝俞穴：位于背部，第九胸椎棘突下，旁开1.5寸。
- 肾俞穴：位于背部，第二腰椎棘突下，两侧旁开1.5寸。
- 大肠俞穴：位于背部，第四腰椎棘突下，两侧旁开1.5寸。

拔罐步骤

- 天枢穴、中极穴选用小罐，留罐10分钟。
- 大椎穴、肝俞穴、肾俞穴、大肠俞穴选用小罐或大罐，留罐15分钟。

拔罐的注意细则

拔罐时应保持室内空气清新，温度适中。夏季应避免风扇对着患者直吹，冬季要做好室内保暖工作。

一般应该选择肌肉丰满、富有弹性、没有关节凹凸的部位进行拔罐，以防漏气或脱落。

对于初次拔罐治疗者，以及体弱、紧张、年老等易发生意外反应的患者，宜采取卧位，并选用小罐具，且拔罐数量要少。

任何病症均宜先拔颈项部。一般原则是先颈项部、背腰部，再胸腹部，最后是四肢和关节部。

在拔罐过程中，要控制罐数，使罐拔得紧而不过。当罐数较多时，罐具间的距离不宜太近，以免罐具牵拉皮肤产生疼痛感或罐具互相挤压而脱落。

应注意不要灼伤或烫伤皮肤。若因烫伤或留罐时间太长而导致皮肤起水疱时，小的水疱不需要处理，仅敷以消毒纱布，防止擦破即可；水疱较大时，需用消毒针挑破水疱，放出液体，再涂上龙胆紫药水，或用消毒纱布包敷，以防感染。

拔罐完毕后，宜饮用一杯白开水，以利于排毒。

一般在拔罐后3小时内不宜洗澡。由于负压的作用，皮肤在拔罐后处于脆弱、抵抗力较差的状态，这个时候洗澡很容易导致皮肤破损、发炎。

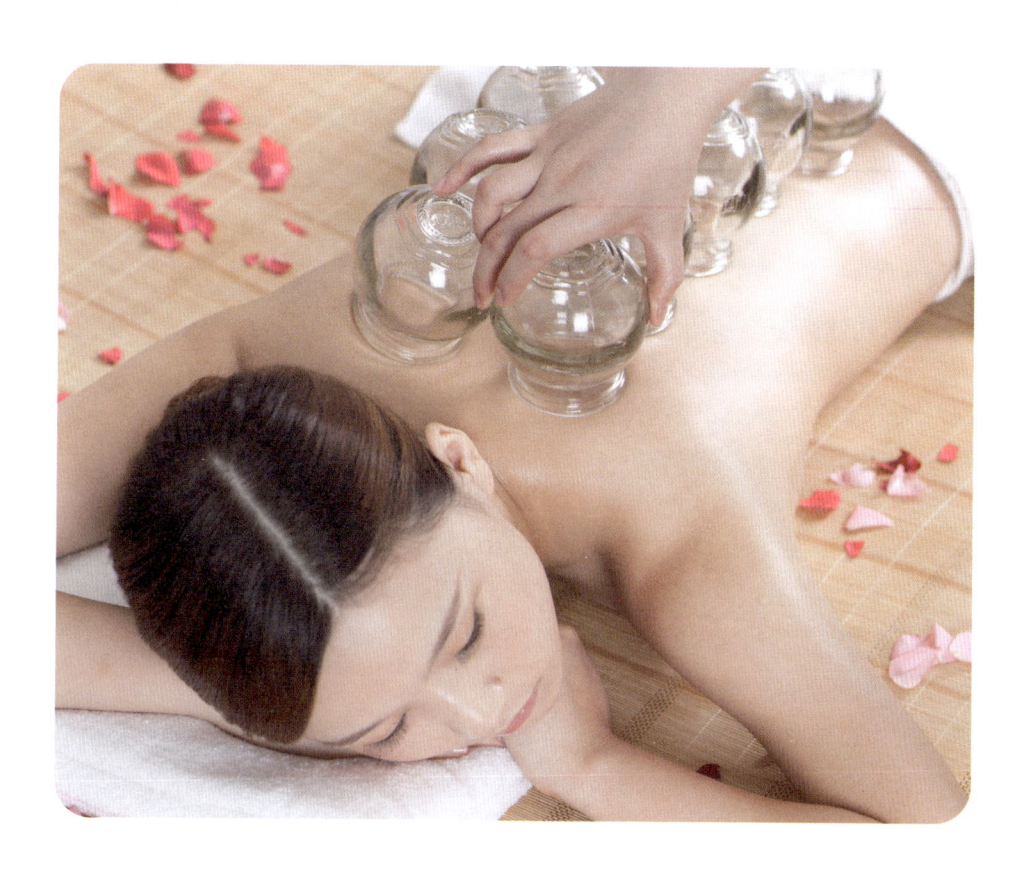

艾叶泡脚，祛除寒湿

"人之有脚，犹似树之有根，树枯根先竭，人老脚先衰"，中医对脚的重视自古有之。中医认为，双足通过经络系统与全身各脏腑之间密切相连，与全身具有统一性。对足部进行良性刺激同样可对人体各脏腑进行调节，并能促进全身经络通行与血液循环，生发阳气，祛除寒气，使人体阴阳恢复平衡。

艾叶是艾草的叶子，有的地方称为艾蒿或艾。这种植物的香味很浓郁，点燃后能驱蚊。在中医看来，艾叶性温，味苦、辛，入肝、脾、肾经，有悠久的药用历史，最早在西汉医书《五十二病方》中就已记载了它的疗效和用法。

艾叶性温，可祛寒湿、理气活血，是温经止血、散寒止痛不可多得的良药。用艾叶泡脚，加上温水的作用，可以促进血液循环，会对身体产生比较好的温经通络、助阳散寒的效果，可帮助排除体内的湿气、寒气。

- **材料：** 艾叶50克。
- **做法：** 用水将艾叶煮开，之后加凉水或待温度降到40℃左右，泡脚20~30分钟。以额头或者全身微微出汗为佳，时间不可过长。
- **功效：** 温经通络，祛寒湿。

泡脚小贴士

艾叶泡脚不可过频，隔1~2天泡一次即可。

单次泡脚的时间不应过短或过长，过短效果较差，过长可能会使血液长期聚积在下肢，导致下肢出现轻微充血、肿胀，或者导致出汗过多。因此，泡脚时间以20~30分钟为宜。

建议选择晚上泡脚，晚饭一个小时之后就可以泡脚。泡完脚后喝一杯水，补充体液。

泡脚 + 按摩涌泉穴，效果更佳

泡脚后，还可以按摩一下涌泉穴，祛寒湿的效果更佳。

涌泉穴是人体足少阴肾经上的要穴，是人体的"长寿穴"之一，在人体养生、防病、治病、保健等各个方面都有重要的作用。俗话说："若要老人安，涌泉常温暖。"经常按摩涌泉穴，有增精益髓、补肾壮阳、强筋壮骨之功，还能帮助身体祛除寒湿、补充阳气，有助于缓解疲劳。

● **位置：** 位于足底部，蜷足时足前部凹陷处，约当足底第二、第三跖趾缝纹头端与足跟连线的前1/3与后2/3交点上。

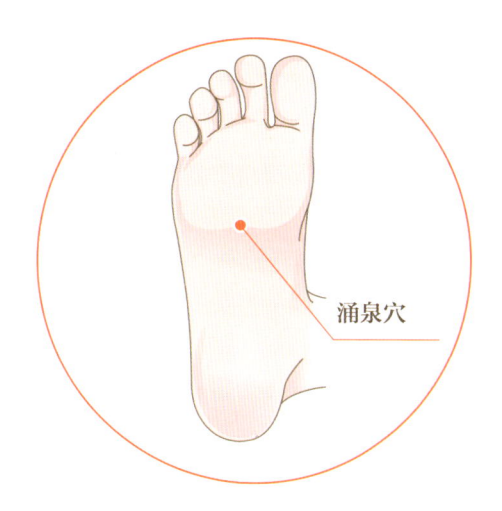

涌泉穴

● **按摩手法：** 取坐位，泡脚20~30分钟，让足底变得温热起来。然后用指尖有节奏地按压涌泉穴，以出现较强的酸痛感为宜，这样才有较好的效果。每天晚上临睡前，可将两只脚的涌泉穴各按压2~3分钟。

简单又方便的祛寒湿之法——晒太阳

中医认为，人之生长壮老，皆由阳气为之主；精血津液之生成，皆由阳气为之化，"阳强则寿，阳衰则夭"。因此，阳气决定生长。古人把阳气比作太阳，如果天空中没有太阳，那么大地将是黑暗不明的，万物也不能生长。同样，人体的阳气要调和才能巩固它的防护功能，不然就会招致病邪的侵入，影响人体的健康。

夏天是太阳最盛的季节，很多人在夏天一提到太阳就怕，怕晒黑，一晒太阳就流汗，黏黏糊糊的，全身都不舒服。殊不知，在排汗的过程中，人体的毒素和湿气也会随之排出体外。对于体内积有寒湿的人来说，流汗是排寒祛湿的最佳方式。我们在每日工作或学习之余，利用空余时间，晒10分钟太阳，吸收自然的阳气，利用最便捷和最天然的方法，外借太阳之力，内借心火之力，就能轻松排出体内的寒湿，保持身体健康。

需要注意的是，晒太阳虽然可以助人排湿祛寒，但不应在刚晒完太阳后立刻进入空调房。因为晒了太阳之后一般是会出汗的，如果马上进入空调房，用于发汗的心火就会马上转去防寒，汗液内敛，本来要排出的寒气被逼回体内，这时候再继续吹空调，湿寒之气会进一步深入体内，难以祛除。

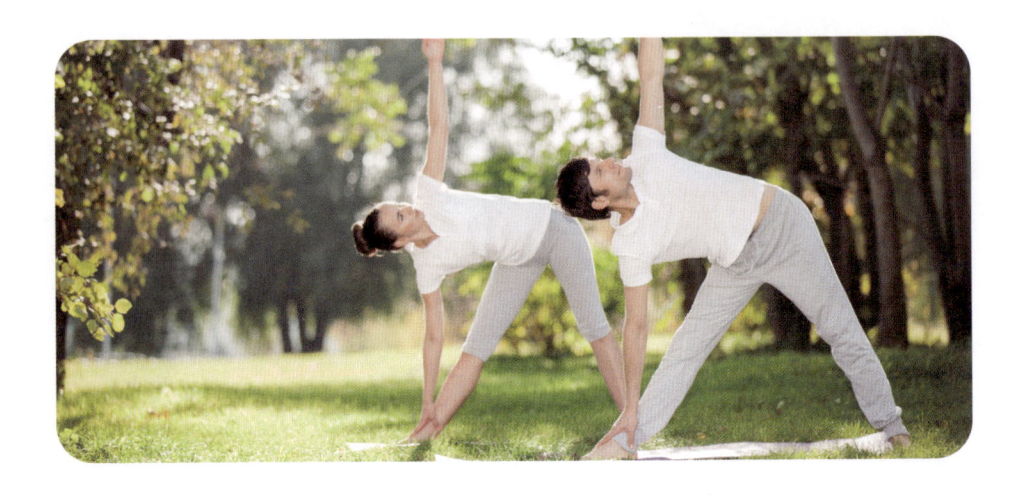

护神阙、饮姜茶，帮助祛寒湿

护好神阙穴，防寒湿入侵

神阙穴位于人体的腹中部，脐中央，是人体中连接外界与内脏的重要门户，寒湿之邪入侵时，往往会选择神阙穴作为突破口。对于阳气不足的人来说，他们的身体抵抗力较弱，更易受到寒湿之邪的侵害。因此，一年四季都要注意保护好肚脐，防止寒湿之气乘虚而入，避免腹部受凉后出现腹痛、腹泻、痛经等不适症状。

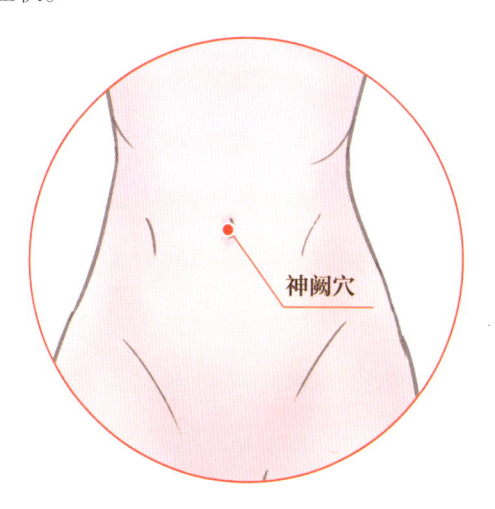

神阙穴

- **按摩神阙穴：**

方法：取平卧位。将双手搓热，把右手掌心放于神阙穴上，以顺时针方向稍用力按摩100次，再换左手掌心以逆时针方向稍用力按摩100次。

- **艾灸神阙穴：**

方法：取鲜生姜1片（2~5毫米厚），中间以针刺数孔，放于肚脐上，然后把艾炷放在姜片上点燃施灸，每次灸3壮。

多喝姜茶

生姜辛辣且芳香的味道，使其成为众多家庭厨房中的常见食材。在烹饪过程中，尤其是烹制肉类菜肴时，加入些许生姜，能让菜品的味道变得更为鲜美。这是因为生姜可有效去除肉类的腥味，使菜肴更加可口。

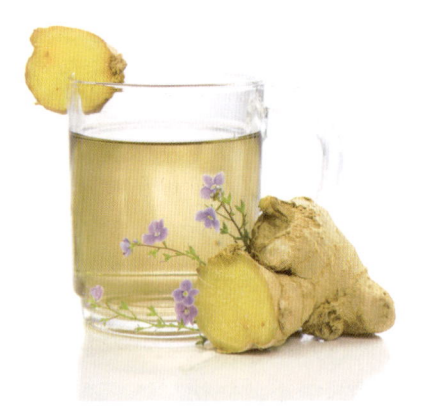

中医认为，生姜有发散风寒的作用。如果不小心感染风寒，出现身体困乏沉重、畏寒怕冷等症状时，一杯姜茶往往能带来缓解。将生姜泡茶饮用后，肌表的风寒会随着汗液排出体外，从而使人感觉身体舒适许多。不过，单纯用生姜泡茶，口感可能欠佳，建议适量添加蜂蜜或者红糖来改善味道。

生姜具有温阳、散寒和暖身的功效，饮用姜茶能够达到温阳补气、祛除寒湿的效果，对于那些经常手脚冰凉、饱受胃寒疼痛折磨以及痛经的人群来说十分适用。

● **材料**：生姜10克，蜂蜜或红糖适量。

● **做法**：生姜洗净后切成细丝，放入茶杯中。冲入沸水，盖上杯盖，闷泡5分钟。待水温稍降后，依据个人口味加入适量蜂蜜或者红糖，搅拌均匀即可。

● **用法**：每天饮用2～6杯较为合适。冲泡的次数以及姜茶中生姜和其他配料的比例，可以根据个人的口味进行调整。但需要注意的是，体质虚弱、内热较盛的人群不宜过量饮用。

● **功效**：暖胃驱寒，预防风寒感冒，增强身体抗病能力。

吃对食物，让身体暖起来

民以食为天，人的呼吸、活动都需要大量的能量，只有摄入食物，并通过脾胃转化，我们才能拥有维持生命活动的能量。中医自古以来就有"药食同源"理论，这一理论认为，许多食物既是食物也是药物，食物和药物一样能够防治疾病。因此，吃对食物有助于调理身体、改善体质、增强身体的抗病能力。如果体内寒湿较重，也可以通过食疗来达到祛寒湿的目的。

体内寒湿较重的人一般都比较怕冷，冬天不管是盖很厚的被子，还是穿很多衣服，还是会觉得手脚冰凉，这就是寒湿体质的一种表现。寒湿体质的人吃什么才能够让身体变得暖和起来呢？

因为身体内寒气较重、气血两亏，所以寒湿体质的人群要尽量避免食用虾、蟹、贝等寒凉类的食物，要多吃温热性质的食物，增加身体活力，使血脉畅通，同时还可吃一些健脾化湿、行气利水的食物，有助于将体内的湿气排出，如牛肉、羊肉、洋葱、韭菜、葱、生姜、辣椒、蒜、红豆、紫薯、冬瓜、南瓜、小米、薏米、山药、芡实、红枣、桂圆等。

此外，日常生活中应避免长时间停留在潮湿阴冷的地方，尤其是下雨天不要冒雨涉水，以免体内寒湿加重。

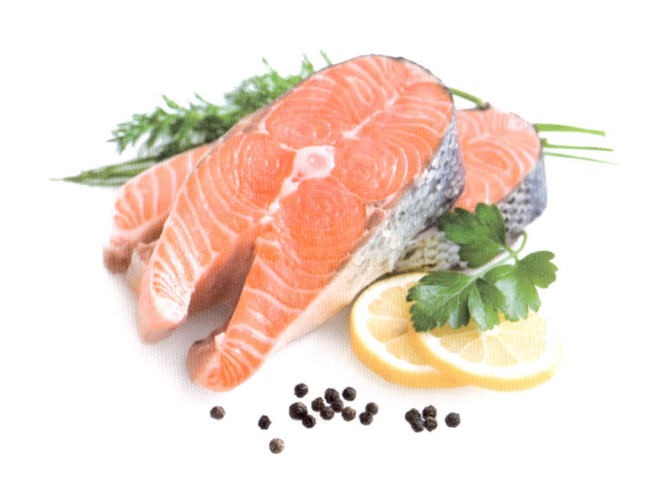

中医师亲授 祛除湿气百病消

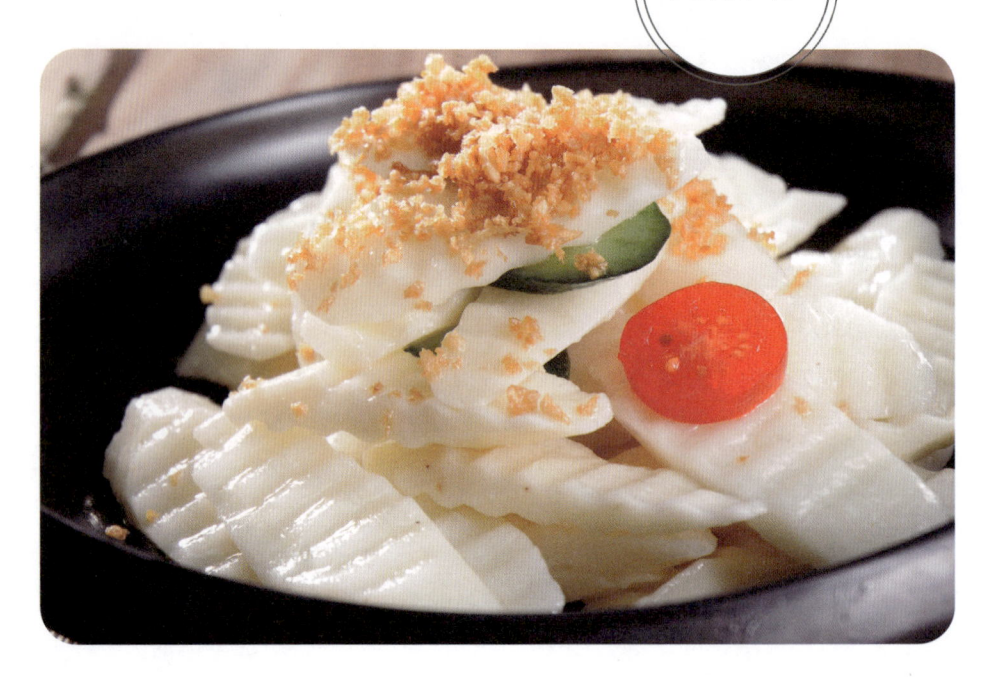

食谱推荐

清香山药

原料：

山药150克，黄瓜片、圣女果片各少许，盐2克，鸡粉2克，姜末、蒜末、水淀粉、食用油各适量。

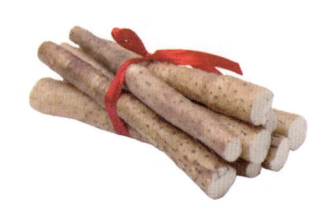

做法：

①将洗净去皮的山药切成片。
②用油起锅，放入姜末、蒜末，爆香。
③再加入盐、鸡粉，炒匀调味。
④倒入少许水淀粉，用大火快速翻炒几下，至食材熟软、入味。
⑤倒入黄瓜片和圣女果片，翻炒匀。
⑥关火后盛出炒好的菜肴，装在盘中即可。

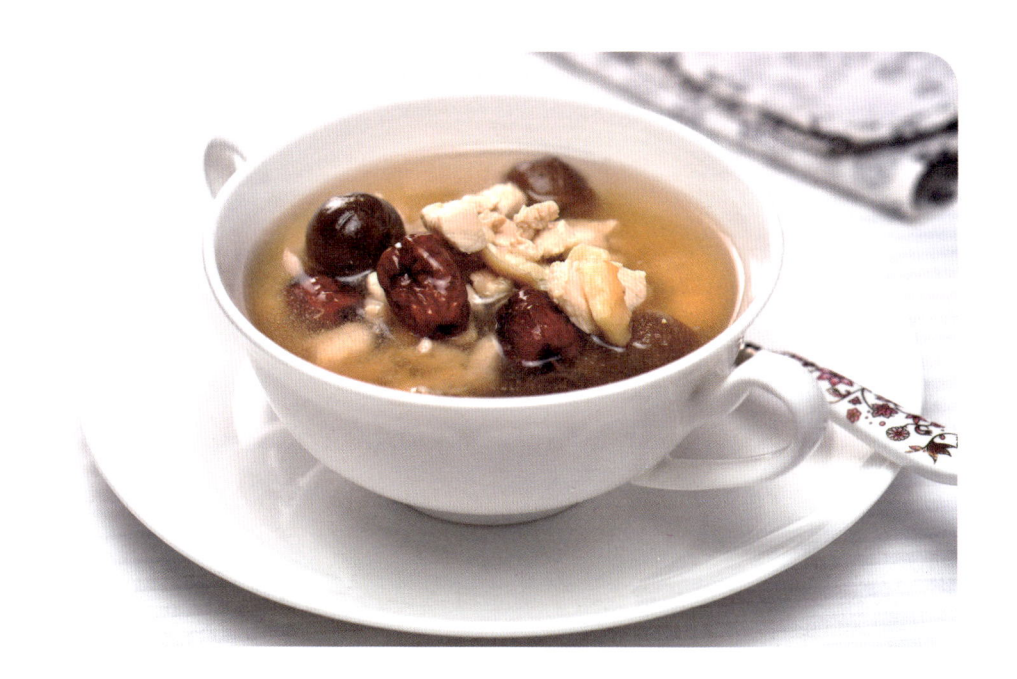

红枣桂圆鸡汤

原料：

土鸡400克，桂圆肉20颗，红枣20颗，冰糖5克，盐4克，料酒10毫升，米酒10毫升。

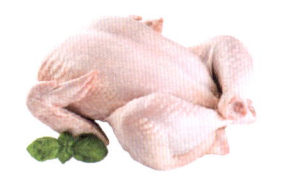

做法：

①把洗净的土鸡切开，斩成小块，放入盘中待用。
②锅中注入约800毫升清水烧开，倒入鸡块，再淋入少许料酒，拌煮约1分钟，汆去血沫，捞出装入盘中备用。
③砂锅中注入900毫升清水，用大火烧开。
④放入洗净的桂圆肉、红枣，倒入汆过水的鸡块，加入冰糖，淋入米酒。
⑤盖上盖子，煮沸后继续用小火煮约40分钟至食材熟透。
⑥取下盖子，调入少许盐，拌匀，续煮一会至食材入味。
⑦揭盖，将汤盛入汤碗即可食用。

湿热

湿热指的是热与湿同时侵犯人体或同时存在于体内的状态。这种病理状态的形成与地域、气候等密切相关，尤其在江南及东南沿海地区，气候湿润，湿度常年较高，尤其是每年的3-5月，气温升高，温热与湿气相互裹挟，形成湿热的"梅雨天"。

然而，湿热并非完全由气候导致。不良的饮食习惯，如偏食肥甘厚腻、嗜酒、暴饮暴食、饮食不洁等，都会伤及脾胃。脾胃无法正常运化食物，食物积滞于胃肠，使脾胃升降功能失常，水湿内停，进而化热形成湿热。

情绪因素也是湿热形成的重要原因之一。情志不畅、思虑过度等会阻碍肝的疏泄功能。而肝的疏泄正常是保证脾胃升降有序、运化正常的关键。一旦肝失疏泄，脾胃升降失调，脾失健运而生湿，湿聚化热，可引发肝胆湿热或脾胃湿热等情况。

体内湿热过重往往会引发多种疾病，如肝脾胃病、胆病、大小便失调、关节疾病，甚至心脏病等。因此，保持身体健康，预防湿热很重要。

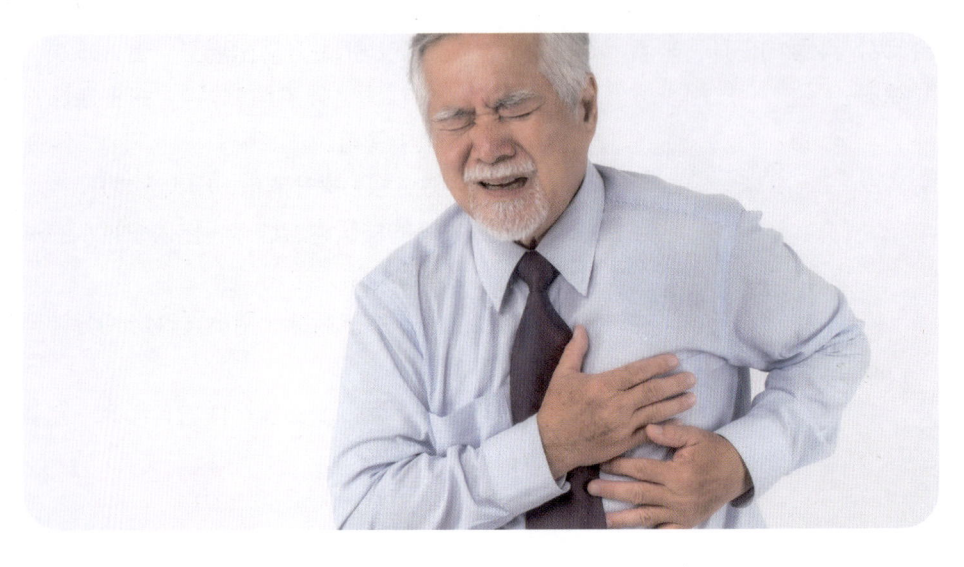

湿热症状

体内有湿热的人有哪些特点？

- 看口舌：口苦、口干、口臭，唇干色红，牙黄，牙龈红肿，舌苔黄腻。
- 看头面部：面部油光，肤色暗沉，易长痤疮，眼袋下垂，有黑眼圈。
- 看形体：形体偏胖，常感腰酸背痛、肌肉酸重疲劳。
- 看皮肤：易患湿疹、癣症，男性阴囊潮湿或湿疹常见，女性则外阴瘙痒常见。
- 看大小便：大便黏稠或黏滞不成形、味臭难闻，小便量少且颜色深黄。
- 看胃口：食欲不振，胃胀。
- 看白带：白带量多、色黄、黏稠、有异味，伴有阴部瘙痒。
- 看睡眠：多梦，睡眠不实，易早醒。
- 看情绪：情绪不稳定，性情急躁、易怒。

湿热不除伤肝脾

若平时饮食不节，经常暴饮暴食，又或者过度思虑等，均会导致脾虚，使脾的运化功能减弱，不能及时给身体供应充足的能量，从而出现疲乏无力、腹胀等症状。而且脾虚还会导致人体对水湿代谢的调节能力下降，导致水湿停聚在体内，水湿在体内郁结久了，就会化热，从而形成湿热。脾把湿热炼化出来，紧接着就会游走于肝肺。肝主疏泄，负责身体阳气的正常运行，推动气血的正常输送，而湿热之邪进入体内，会阻滞气的运动，让气机运行缓慢甚至停滞不前，从而影响肝气的生发，使气机不畅、肝胆阻塞，最终导致肝脏的病变。

湿热侵袭脾胃，容易产生恶心呕吐、不思饮食、腹胀腹痛等症状，还会循着经络上行，造成口疮，让人寝食难安，说不出话又吃不下饭，严重影响生活质量。平时可以多吃些绿豆、薏米、芹菜等祛湿除热的食物，避免进食辛辣刺激的食物。多做运动，经常打打乒乓球、跳跳绳，都有助于排出体内湿热，恢复身体健康。

湿热侵袭肝胆，很容易阻遏肝胆功能，致使肝胆功能失常，从而产生目赤肿痛、身目发黄等问题，还易诱发黄疸、肝炎等病症。想要保持身体健康，必须将肝胆的湿热清理掉。平时应该保持轻松愉快的心情，尽量避免发怒，因为怒为肝之志，肝主疏泄，所以怒首先损伤的脏器就是肝，肝一伤，就会加重湿热症状。平时可多吃些有助于疏泄肝气、祛除湿热的食物，如陈皮、山药等，效果很好。

夏季养生，注重防湿

炎炎夏日，酷热潮湿，很多人都会觉得很不舒服，全身黏糊糊的，很容易出油。特别是南方，夏日漫长、降雨频繁、气温高、湿度大，在这种环境下生活，人易觉得湿热难耐。于是很多人躲在空调房里不出来，还会吃点生冷食物降降热，殊不知，这样一来便损伤了脾胃，使湿浊之气在体内积累，时间一长积化成热，侵蚀身体各脏腑和经络。

湿是最容易渗透的，在夏天这个暑热与湿邪同时出现的季节，预防湿热侵袭身体显得尤为重要。

夏季雨水多、气温高，湿气盛行，应该如何防湿？对于湿气重的人来说，在夏天最简单的做法就是保持室内环境的干燥。由于夏季雨水增多，此季节家里的湿度要比其他季节更大，去除环境中的湿气很重要。凡是天气晴朗的日子，就要将床单、被套等拿出去晒一晒，保持室内通风干燥。

饮食也要有所控制，少吃高脂肪食物，确保低脂肪食物的摄入，少吃生冷食物，少喝冰镇饮料。在高温天气，很多人一天会喝很多冷饮或冰镇啤酒来解暑，这时寒气也会跟着进入我们的脏腑，并将湿邪深深地埋在我们的体内，为我们的身体健康埋下一个大大的隐患。肉能生痰，也能生湿，夏天不宜吃得太多，否则有可能导致体内的湿气大量累积。

日常可以做一些强度稍大的锻炼，如中长跑、游泳、爬山、各种球类运动、武术等，可以消耗体内多余的热量，排泄多余的水分，达到清热除湿的目的。但运动时应当避开暑热环境，才有助于调理脾胃、清热化湿。

夏天人们出汗较多，很多人一天会洗几次澡，或者选择游泳来锻炼身体。从养生的角度来看，保持身体清洁、坚持锻炼对身体有很大的好处，但如果在洗澡或游泳后未及时擦干身体，水湿之气就会渗入毛孔、入侵身体，增加体内的湿气，容易导致风湿性关节炎、风湿性头痛等一系列风湿性疾病。因此，在洗澡或游泳后，一定要把身体彻底擦干，最好用柔软的毛巾稍微用力地摩擦身体，直至微微发红发热为止。这样一擦，既能促进血液循环，又能使毛孔张开，令湿气从毛孔中排出。

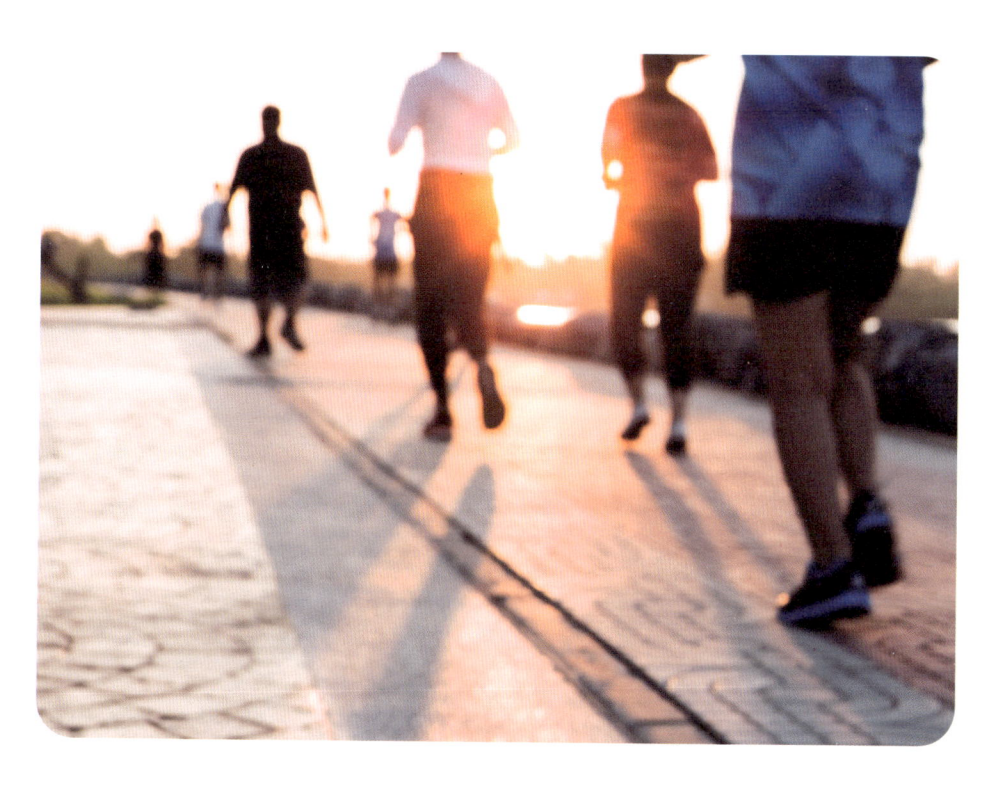

养好脾胃，远离湿热

脾胃是我们的后天之本，在人体抗御外邪时起着重要的防卫作用，脾胃的盛衰关系到人体抗病能力的强弱。脾胃健旺，可使五脏六腑都强健，人体阳气充足，湿热就不会轻易侵蚀，身体自然不容易受到病邪的危害。

中医认为，湿热属于阴邪，最容易伤害人体的阳气，尤其是脾的阳气。很多人在暑热天通过吃冰淇淋等寒凉食物来消暑降温，如果这些寒凉食物吃多了，就会导致脾阳不足、脾失健运。脾本身是运化水湿的，如果脾的运化受阻，体内多余的水分就不能全部运出去，从而形成湿。

脾本身的特点就是喜燥而恶湿，一旦脾受湿邪而受损，就会导致脾气不能正常运化，而使气机不畅，使湿热停滞在体内，产生种种不适，甚至引发疾病。比如每天早上起来就满脸油光，易长青春痘，头发十分油腻，易患湿热感冒、热痢等。所以想要祛除湿热，就要健脾养胃，做好日常保健工作。若人体自身阳气充足、脾阳充足，湿邪自然难以侵犯。

日常饮食应以清淡为主，多吃一些健脾胃、祛湿、清热的食物，少吃油腻、生冷食物，切忌直接食用刚从冰箱拿出来的食物。薏米、红豆、绿豆、白扁豆、苦瓜、冬瓜、小米等，都是适合暑热季节的清补健脾之品。同时应适当做一些运动，有助于消化、预防便秘。如果天气炎热，不宜外出，可选择一些室内运动，如游泳、打乒乓球等。

常敲肝胆经，疏肝祛湿效果好

湿热多半是由体内湿邪蕴结日久而产生，湿久化成热。而湿热的形成不仅与天气闷热、湿热重等外在因素有关，也有肝郁化火、火与湿相结合的内在原因。

肝的疏泄功能正常，气机的运行畅达，升降出入自然有序，血液的循行

第三章 常见的五种湿气及对症调理

和津液的输布就能顺利进行。如果肝的疏泄失常，必然会造成肝气瘀滞、气机凝滞，进一步就会形成湿邪。湿邪在凝滞的气机里最易化热，久而久之，就会形成湿热。肝与胆在体位上互为表里，肝的疏泄功能失常，就会影响胆汁的分泌，进而导致消化不良，影响脾胃的运化功能。此时敲打肝胆经，令全身的气血运行通畅，就可以起到预防和祛除湿热的作用。

但是有人说，肝经太长了，想要一次性敲完，既费时间又费体力，很难长期坚持。怎么办呢？其实我们可以敲打肝经中的关键位置，即肝胆经在腿部的穴位，同样可以起到很好的祛湿效果。

方法： 敲打肝胆经位于人体腿部的穴位。胆经在大腿外侧（外裤线位置），肝经在大腿内侧（内裤线位置）。沿内、外裤线位置来回推拿十余遍，或沿着肝胆经反复敲打10~15分钟，可疏通肝胆、祛湿热、排毒素，有利于提高身体的抗病能力。

敲打肝经没有时间要求，饭前敲或者饭后敲也没有区别，只要有空，都可以敲一敲。当然，晚上11点到凌晨3点是肝胆经"当值"的时间，在这段时间，我们应该处于深睡眠状态来促使肝胆排毒，因此就不要敲打或推拿肝胆经了。敲打时应稍微用力，并留意穴位上有没有按着酸痛的位置，如果有痛感，说明肝胆经在此处不通畅，应重点敲。但孕妇、处于经期的女性及婴幼儿不适合敲肝胆经。如果有条件，每周可进行肝胆经按摩，每次按摩以1小时为佳，也能起到很好地疏通肝胆、祛湿排毒的作用。

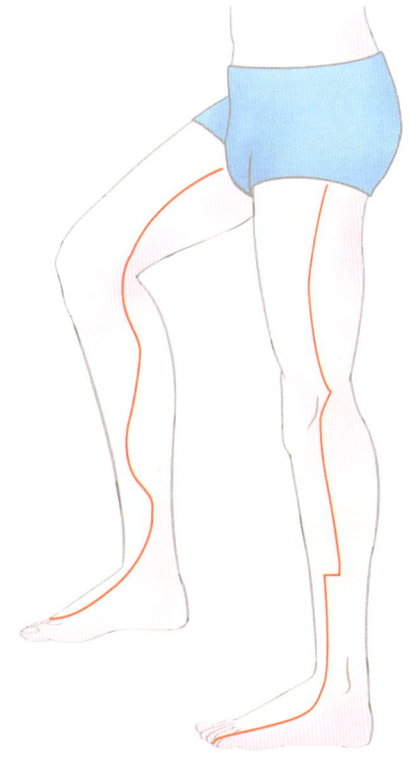

按摩曲泉穴，祛湿化浊

《黄帝内经》说"木曰曲直"，曲泉穴中的"曲"就有此"曲直"的意思，木即肝脏，泉指泉水，肝主木，肾主水，所以这个穴位有主肝肾的意思。另外，曲为隐秘之处，泉为水聚之所，意指肝经的水湿云气在此聚集，因此此穴是水湿停聚的地方。

曲泉穴为肝经的合穴。在经络理论中，合穴就好像是河流的入海口，肝经上的气血和水湿就像河水一样，从四肢末端流淌过来，最终汇聚在曲泉穴。正因此，曲泉穴具有祛湿化浊和通利水湿的功效。通过对曲泉穴实施按摩或艾灸等疗法，能够对各种因水湿内停引发的病症起到治疗作用，如大便稀溏、小便不利、腹痛、白带异常增多、阴道炎以及子宫脱垂等。平时自我保健时可以采取按摩、敲打、艾灸等不同的方法刺激该穴，均能起到调补肝肾阴虚、祛除湿热的作用。

- **位置：** 位于膝关节附近，屈膝，腘横纹内侧端，半腱肌肌腱内缘凹陷中。

- **按摩：** 用大拇指垂直按压同侧曲泉穴，每次 5~8 分钟，左右均可进行，早晚各 1 次。

- **敲打：** 手轻握拳，或用保健锤匀速敲打，每次敲打约 100 次，左右交替进行。

- **艾灸：** 将艾条点燃，对准曲泉穴，保持与皮肤 2~3 厘米的距离进行温和熏烤，使局部有温热感而无灼痛为宜，每次灸 15~20 分钟。

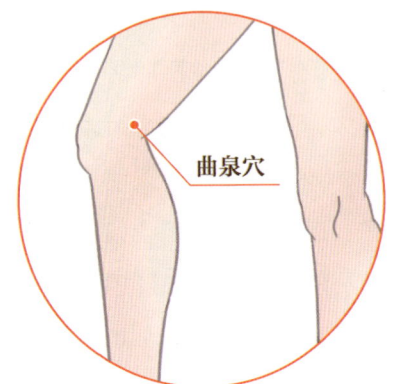

巧用刮痧除湿止呕

天气炎热潮湿、湿热入体、常食油腻食物都会使胃气失降反升，进而诱发呕吐。中医认为，"痧"是一种病邪产物，"出痧"意味着"给邪以出路"。刮痧能祛除体内湿邪，从而改善气血平衡，还可以调节神经、内分泌及免疫系统，从整体上协调人体各组织器官功能，从而激发和提高人体抗病能力。

刮痧之前，先准备好刮痧板和刮痧油。刮痧板最好选用具有药物作用的玉石或水牛角。因为玉性平，入肺经，可以润心肺、清肺热；水牛角性寒，味辛、咸，可发散行气、活血润养。

刮痧手法

可以选择坐姿或者俯卧姿势。刮痧前，先用热毛巾擦拭将要刮痧部位的皮肤，随后均匀地涂抹上刮痧油。手持刮痧板在皮肤上进行刮拭，以刮出痧痕或血点为度。需要注意的是，女性在月经期间不宜进行刮痧操作。

选穴汇总

● 天柱穴、风门穴、肺俞穴、厥阴俞穴、心俞穴、膈俞穴、肝俞穴、胆俞穴、脾俞穴、胃俞穴、肾俞穴、中脘穴、天枢穴、足三里穴、丰隆穴、阴陵泉穴、三阴交穴、委中穴等。

穴位定位

● 天柱穴：位于颈后或者头颈交界处，后发际正中直上0.5寸。

- 风门穴：位于背部，第二胸椎棘突下，后正中线旁开1.5寸。
- 肺俞穴：位于背部，第三胸椎棘突下，后正中线旁开1.5寸。
- 厥阴俞穴：位于背部，第四胸椎棘突下，后正中线旁开1.5寸。
- 心俞穴：位于背部，第五胸椎棘突下，后正中线旁开1.5寸。
- 膈俞穴：位于背部，第七胸椎棘突下，后正中线旁开1.5寸。
- 肝俞穴：位于背部，第九胸椎棘突下，后正中线旁开1.5寸。
- 胆俞穴：位于背部，第十胸椎棘突下，后正中线旁开1.5寸。
- 脾俞穴：位于背部，第十一胸椎棘突下，后正中线旁开1.5寸。
- 胃俞穴：位于背部，第十二胸椎棘突下，后正中线旁开1.5寸。
- 肾俞穴：位于背部，第二腰椎棘突下，后正中线旁开1.5寸。
- 中脘穴：位于上腹部，前正中线上，脐中上4寸处。
- 天枢穴：位于腹部，前正中线旁开2寸。
- 足三里穴：位于小腿前外侧，犊鼻下3寸，距胫骨前缘一横指（中指）。
- 丰隆穴：位于小腿前外侧，外踝尖向上8寸，距胫骨前缘2寸。
- 阴陵泉穴：位于小腿内侧，胫骨内侧髁后下方凹陷处。
- 三阴交穴：位于小腿内侧，足内踝尖上3寸，胫骨内侧后方。
- 委中穴：位于膝后区，腘横纹中点，股二头肌腱与半腱肌腱中间。

扫码查看

- AI健康规划师
- 祛湿妙招
- 药食同源课堂
- 中医养生精要

刮痧方法

第一步： 下刮足太阳膀胱经，由天柱穴沿脊柱风门至肾俞应在正中线两侧向下，经风门、肺俞、厥阴俞、心俞、膈俞、肝俞、胆俞、脾俞、胃俞等穴，刮至肾俞穴。

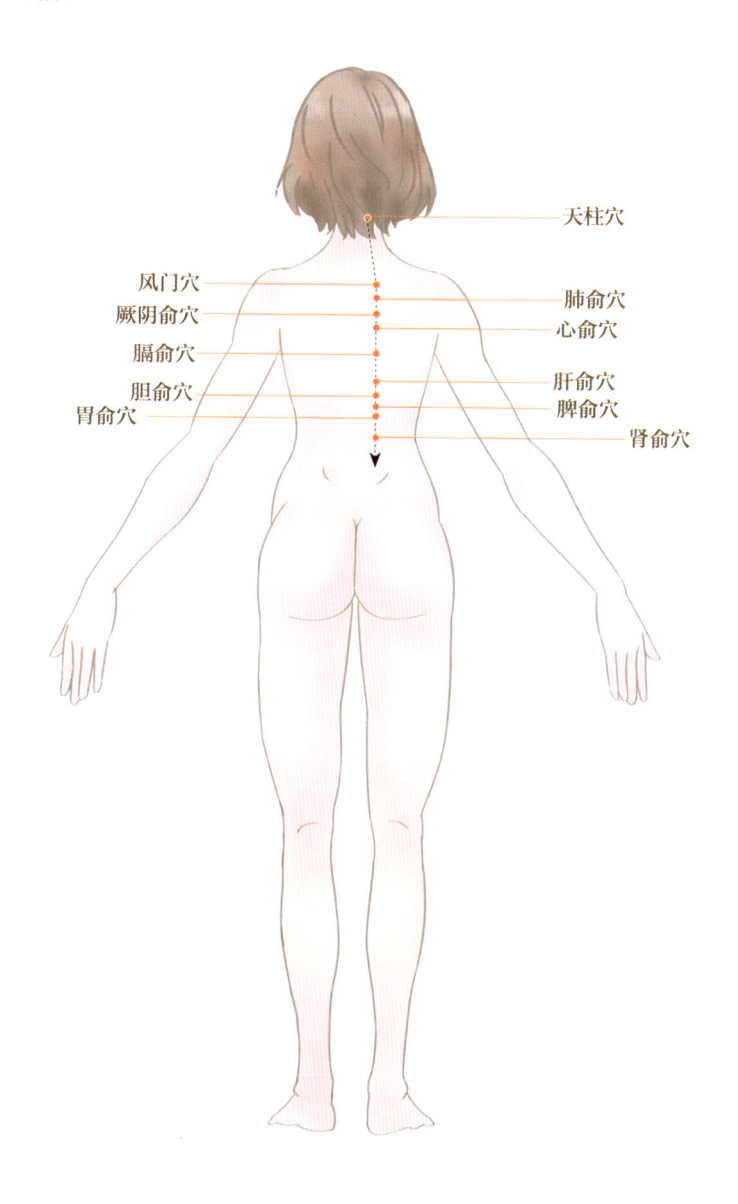

第二步：刮腹部中脘穴、天枢穴。

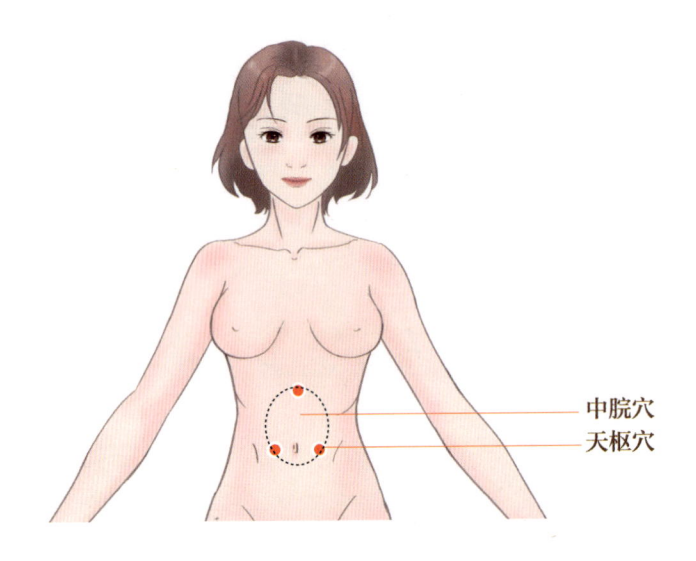

中脘穴
天枢穴

第三步：刮足阳明胃经，由足三里穴处沿小腿外侧刮至丰隆穴处。

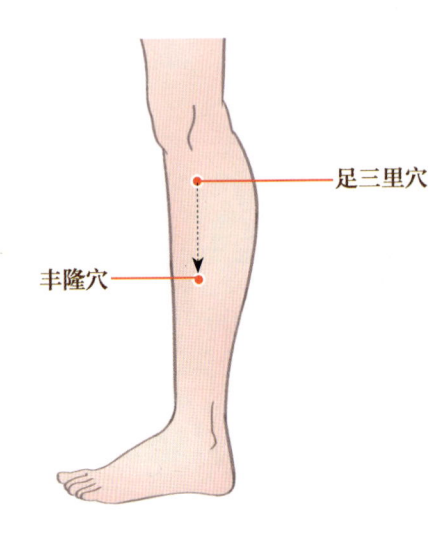

足三里穴
丰隆穴

第三章 常见的五种湿气及对症调理

第四步： 刮足太阴脾经，由阴陵泉穴处沿小腿内侧向下刮至三阴交穴处。

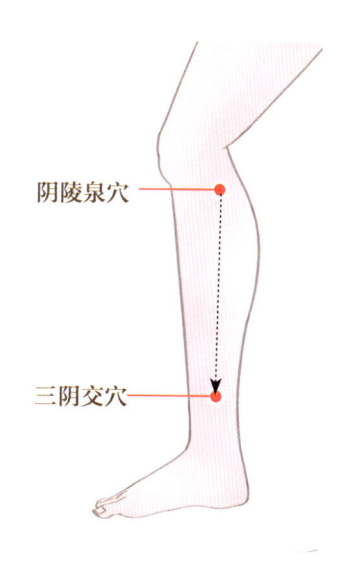

阴陵泉穴

三阴交穴

第五步： 刮委中穴。

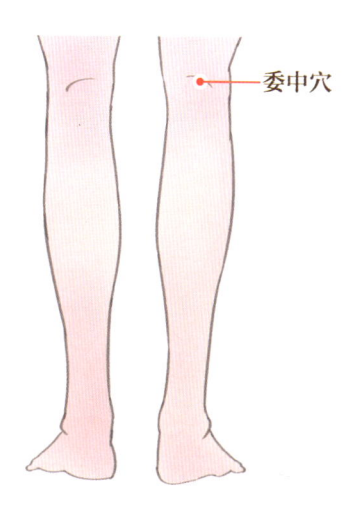

委中穴

常练"呼"字功健脾胃

在我国南北朝时期，著名医药学家陶弘景发明了长息法。他认为，吸气有一种，而呼气却有六种，呼气时会发出六种不同的声音，即嘘、呵、呼、呬、吹、嘻。后来经过后人的不断总结，研究出六字诀养生法，即根据六个字的发音口型不同、唇齿喉舌的用力不同，以牵动不同的脏腑经络气血的运行来治病。"嘘"字功平肝气，"呵"字功补心气，"呼"字功培脾气，"呬"字功补肺气，"吹"字功补肾气，"嘻"字功理三焦。因此，当脾胃出现问题时，可以练习"呼"字功来改善脾胃功能。

动作要领

练习"呼"字功时，口型撮圆如管状，舌放平，向上微卷，用力前伸。气从口腔中部而出，经口唇发出"呼"声。随着呼吸念"呼"字，足大趾轻轻点地，两手自小腹前抬起，手心朝上，至脐部，左手外旋上托至头顶，同时右手内旋下按至小腹前。呼气尽吸气时，左臂内旋变为掌心向里，从面前下落，同时右臂回旋掌心向里上穿，两手在胸前交叉，左手在外，右手在里，两手内旋下按至腹前，自然垂于体侧。再以同样要领，右手上托，左手下按，做第二次呼气。如此反复练习。

在做动作的同时伴随呼吸运动，两手自下而上，导引气从足大趾内侧隐白穴进入，沿脾经上升以补脾气，接着换手位时，一手上举引导脾气上升，另一只手向下引导胃气下降，脾升胃降，以恢复脾胃正常的升降功能，促进食物由胃进入小肠，进一步消化后再降至大肠，以此推动整个消化过程。

这种呼吸吐纳的练习要长期坚持，对改善脾脏运化功能、祛除体内湿气大有好处，也能改善腹胀、腹泻、四肢疲乏、食欲不振、肌肉萎缩、皮肤水肿等症状。

食疗调理防湿热

暑热天气下，人的胃口会变得不太好，有些人干脆不吃主餐，以冰淇淋或冰制甜品代替主餐。然而这些冰冷、甜腻的食品很容易损伤脾胃，致使脾胃功能受损，无法正常运化水湿，反而令体内湿热更加严重。因此，冰淇淋或冰制甜品只可适当适量食用，绝不可取代主餐。为了健康着想，我们不但要正常饮食，而且还要吃得适宜，不能因为贪凉而伤害了自己的身体。如果胃口差，可适当吃点开胃的食物，如绿豆粥、薏米粥等，既能帮助解暑，还有很好的降火祛湿功效。

在夏季，每餐不宜吃得太饱，吃太饱会增加肠胃负担，很容易造成胃病。要少吃油腻、辛辣刺激的食物，比如韭菜、花椒等，尽量不要喝酒。少吃肥甘厚腻的食物，因为这些食物都会助长湿气，也不利于消化吸收。饮食中可以适当多吃一些新鲜的蔬菜与瓜果，坚持清淡、清热的饮食，多吃些利湿的食物，如鲫鱼、莲藕、玉米、丝瓜、黄瓜、白菜、苦瓜、芥蓝、冬瓜、白扁豆、绿豆、红豆、莲子、薏米等，能够帮助我们祛除湿热，保持大小便通畅。

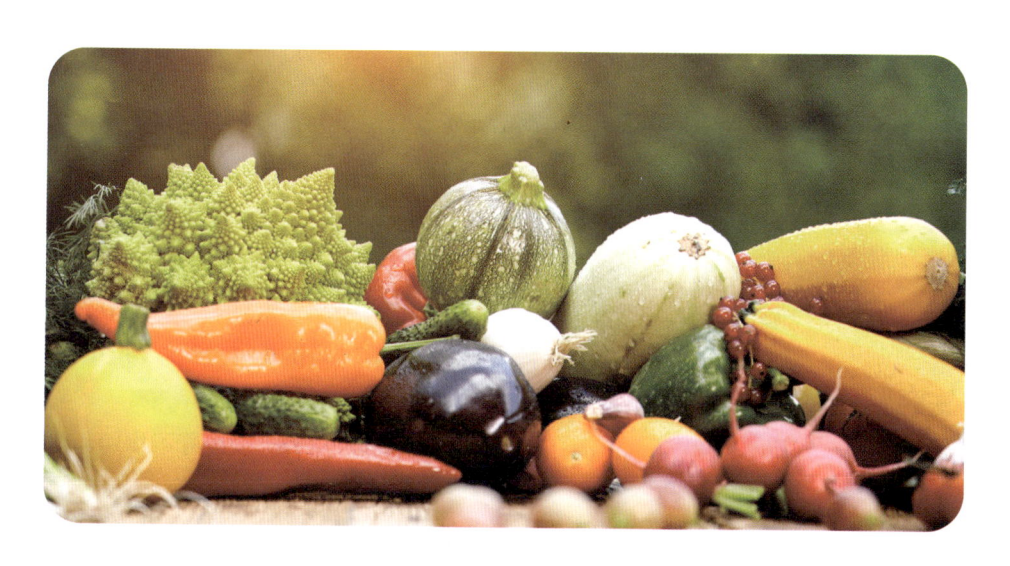

中医师亲授 祛除湿气百病消

食谱推荐

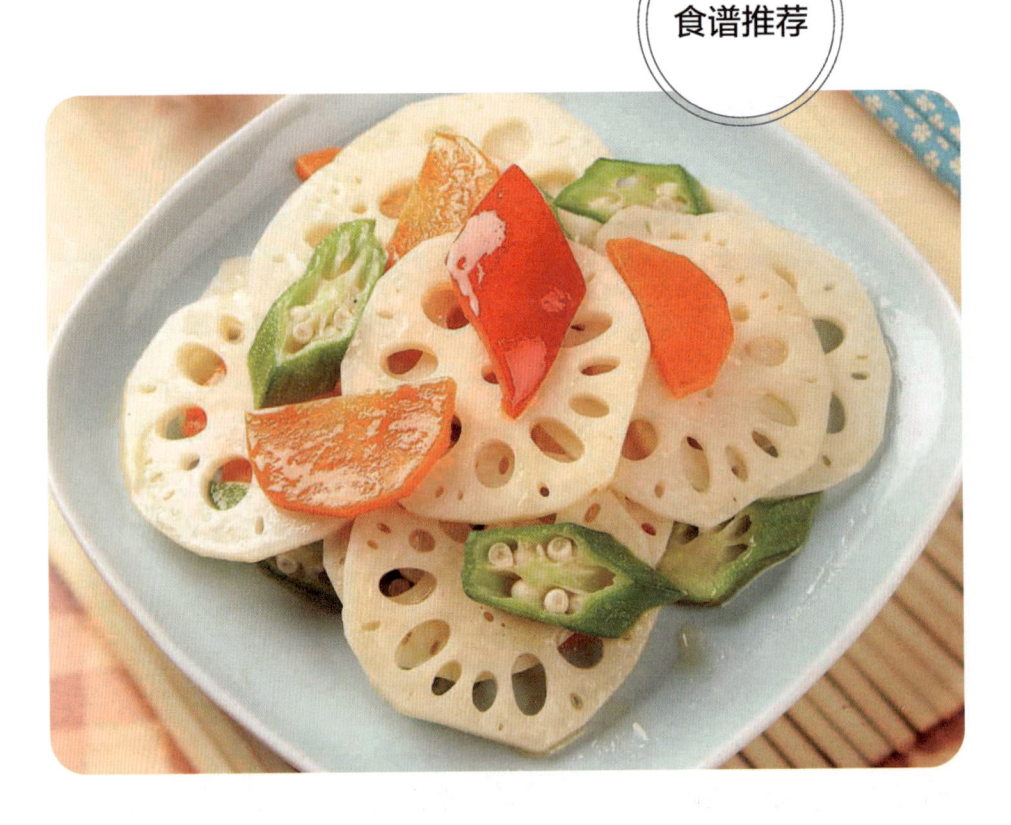

莲藕炒秋葵

原料：

去皮莲藕250克，去皮胡萝卜150克，秋葵50克，红彩椒10克，盐2克，鸡粉1克，食用油5毫升。

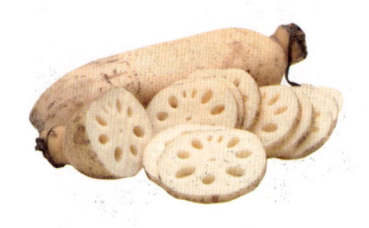

做法：

①去皮胡萝卜切片；去皮莲藕切片；洗净的红彩椒切片；洗好的秋葵斜刀切片。
②锅中注水烧开，加入油、盐，拌匀。
③倒入切好的胡萝卜、莲藕，拌匀，放入切好的红彩椒、秋葵，拌匀，焯煮约2分钟至食材断生。
④捞出焯好的食材，沥干水分，装盘待用。
⑤起锅烧油，倒入焯好的食材，翻炒均匀。
⑥加入盐、鸡粉，炒匀入味。
⑦关火后盛出炒好的菜肴，装盘即可食用。

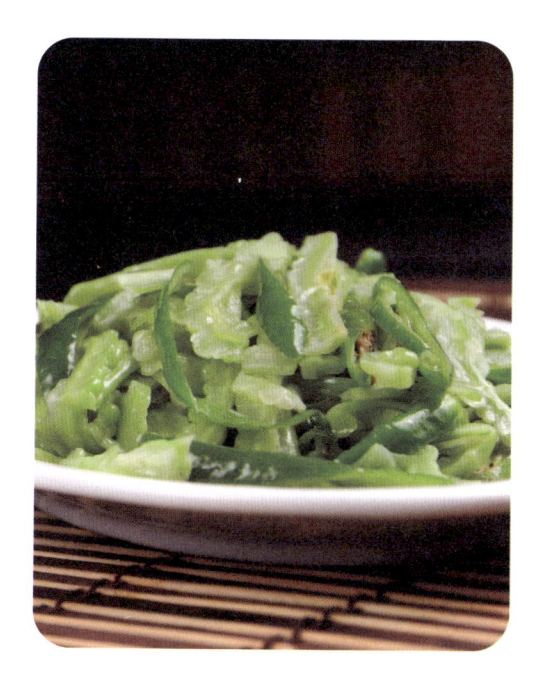

第三章 常见的五种湿气及对症调理

清炒苦瓜

原料：

苦瓜300克，青椒60克，盐3克，鸡粉3克，食用油适量。

做法：

①将洗净的苦瓜去瓤，切成大小适中的苦瓜片；青椒切块。
②锅中加清水，烧开，倒入苦瓜和青椒煮至断生，将食材捞出待用。
③热锅注油，倒入苦瓜、青椒，炒匀。
④加入盐、鸡粉炒匀。
⑤关火，将炒好的食材盛入盘中即可食用。

马齿苋薏米绿豆汤

原料：

马齿苋40克，水发绿豆75克，水发薏米50克，冰糖35克。

做法：

①将洗净的马齿苋切段，备用。
②砂锅中注入适量清水烧热，倒入备好的薏米、绿豆拌匀，盖上盖，烧开后用小火煮约30分钟。
③揭盖，倒入马齿苋，拌匀，盖上盖，用中火煮约5分钟。
④揭盖，倒入冰糖，拌匀，煮至冰糖化开，关火后盛出即可食用。

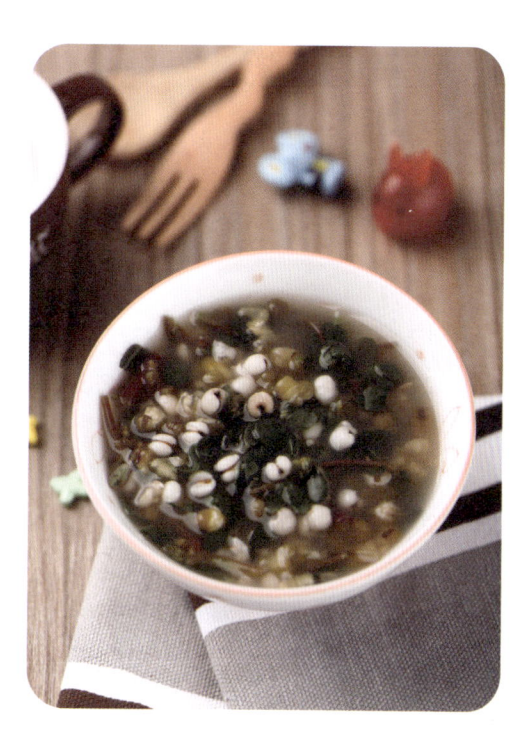

中医师亲授 祛除湿气百病消

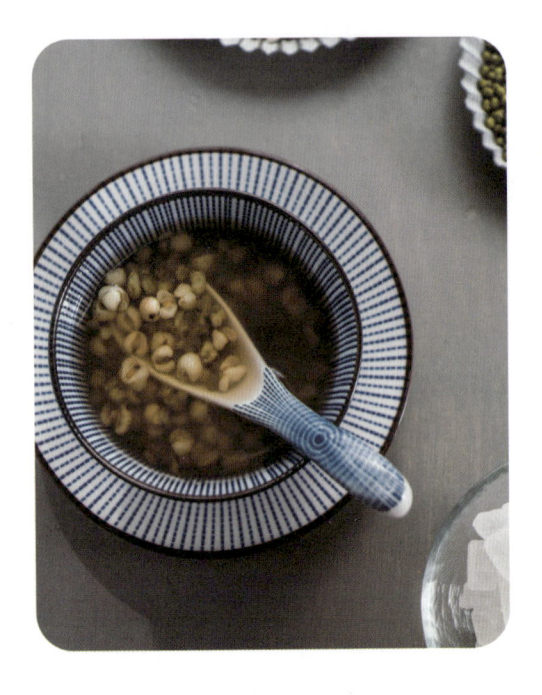

绿豆薏米粥

原料：

水发绿豆80克，水发薏米50克，白糖5克。

做法：

①砂锅中注入适量清水烧开，倒入绿豆、薏米，盖上锅盖，烧开后用小火煮约40分钟，至食材熟透。
②揭开锅盖，加入白糖，搅拌匀，煮至白糖溶化。
③关火后盛出，装入碗中即可食用。

莲子枸杞粥

原料：

水发大米200克，水发莲子80克，枸杞子70克，白糖9克。

做法：

①砂锅注水烧开，倒入大米。
②盖上盖，烧开后转小火煮约30分钟至大米熟软。
③揭盖，倒入莲子、枸杞子拌匀，继续煮5分钟。
④加入白糖，拌煮片刻，至食材入味，将其盛入碗中即可食用。

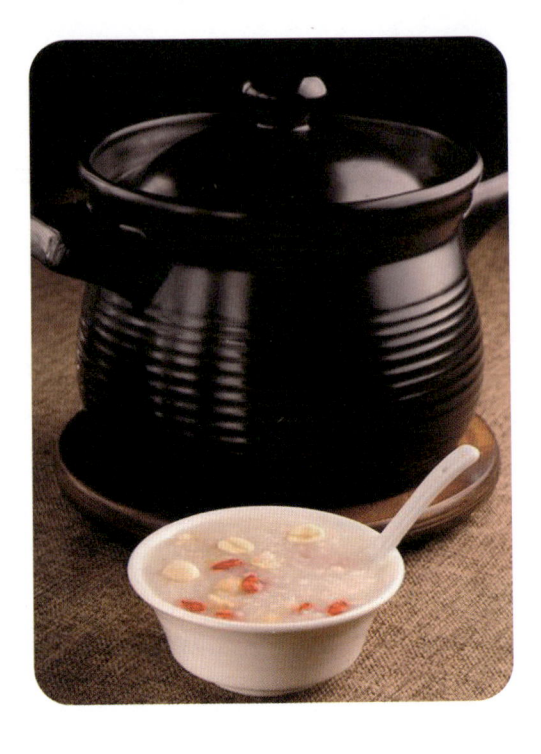

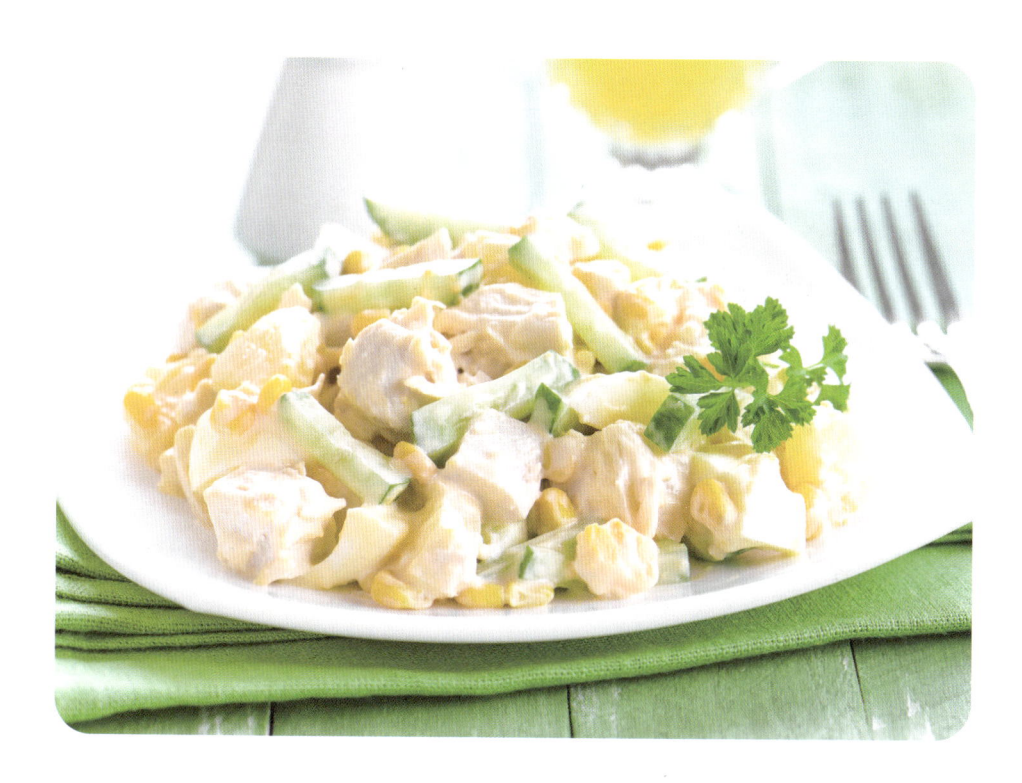

鸡肉沙拉

原料：

鸡胸肉300克，秋黄瓜100克，玉米粒100克，盐2克，料酒10毫升，生抽10毫升，沙拉酱适量。

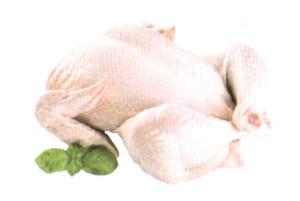

做法：

①秋黄瓜洗净，先切成0.5厘米厚的片，再切成条。
②鸡胸肉切成丁，装入碗中，加入少许盐、料酒、生抽，腌15分钟。
③锅中注水烧开，放入玉米粒，煮熟，捞出沥干水分，再放入鸡肉丁，煮熟，捞出沥干水分。
④取一个碗，放入黄瓜条、鸡肉丁和玉米粒，再挤入沙拉酱，搅拌均匀。
⑤将拌好的沙拉装入盘中即可食用。

风湿

湿邪的产生与脏腑功能失调密切相关，脾胃在其中尤为关键。脾属至阴之脏，天性喜燥而恶湿，若体内湿气太重，脾脏容易受到损伤，进而导致脾胃虚弱，脾的运化功能出现异常。脾胃一弱，身体就如同失去了防护屏障，湿邪可乘虚而入，通过经络蔓延至全身关节。湿邪通常不会单独侵袭人体，当它和风邪相互勾结时，便形成了风湿。

风湿兼具风邪与湿邪的特性和危害，患者既会感到疼痛四处游走不定，又会有沉重疼痛之感。风邪和湿邪侵袭人体后会产生一些病理产物，而这些产物反过来又会成为致病因素，易对血管造成损害，使血液瘀滞，即我们所说的风湿病。

一旦患上风湿病，发作起来不仅让人酸痛难忍，而且疾病缠绵难愈，往往只能缓解而无法根治，这是因为湿气已经深入骨头。风湿性关节炎多发生在四肢各关节处，尤其以肩膀、肘部、膝盖与脚踝处最为常见。发作时，患病部位酸痛难忍、屈伸无力，情况严重时甚至会发生关节变形，严重影响日常生活起居。部分患者还会因风湿病反复发作而产生其他病变，如心肺类疾病、消化系统疾病和肾脏疾病等。患者如果在发病期间得不到有效的治疗，就可能致残，甚至危及生命。

风湿如果入侵我们的五脏六腑，可能会导致死亡；如果风湿滞留在筋骨之间，则会久痛难愈；如果风湿停留在皮肤表面，则比较容易治疗。如果我们体内的脏腑运行失常，营卫之气循行逆乱，人就会得病；而只要调理好身体脏腑，调和营卫之气，风湿就能被祛除。因此，只要我们日常做好防范工作，注意防风、保暖、祛湿，不受到风、寒、湿等外邪侵袭，就能在一定程度上预防风湿病。

风湿症状

如何判断自己体内是否有风湿呢？

- 看头部：经常感觉头痛、头胀，头沉重如裹，眼睛干涩。
- 看舌苔：舌红，苔薄白。
- 看皮肤：皮肤可能出现红斑、荨麻疹。
- 看关节肌肉：关节肿胀疼痛，肌肉酸痛，关节僵硬、变形，手、脚、膝盖、腰部、后背疼痛，活动关节时可能受限或加重。
- 看胃口：食欲不振，可能伴有恶心或消化不良。
- 看大小便：大便不成形，小便可能色黄、量少。
- 看整体状况：肢体麻木不灵活，感觉全身疲乏无力。

防寒防潮，减少疼痛

在日常生活中，很多行为都会耗损阳气，令体内湿气积聚。如穿湿衣、湿袜，经常待在空调房内，频繁光脚在冰冷的地板上行走，贪吃冰凉、生冷食物。这些行为都会损伤我们的阳气，导致身体阴盛阳虚、湿邪内郁，这时如果再受到风邪侵犯，就会变成风湿。

除了不良的生活习惯之外，潮湿的生活环境也是导致风湿的一大原因。如果人经常生活在潮湿、阴冷的环境中，很容易导致湿气入侵体内，还会令体内阳气进一步耗损。因此，日常生活注意防寒防潮才能远离疼痛。

最好选择向阳、干燥的地方作为日常居室，同时应注意保持起居室的干燥和温暖。在天气晴朗时打开窗户，可以改善空气质量，有益于肺部健康，还能令起居室保持干燥，避免处于潮湿的环境中。遇上多雨季节时，应积极做好防潮工作，可以用小布袋装适量石灰放在角落处防潮，也可以购买吸湿盒、吸湿包等吸湿用品，以缓解室内潮湿的状况，以免湿邪入侵体内。

日常生活中也要注意做好保暖工作，防风防寒，不要穿湿衣湿袜，洗澡或洗头后一定要彻底擦干。在季节交替或突然降温时，应提前准备好较厚的衣服与寝具，以防受寒。应特别做好膝关节的保暖工作，可以选择购买棉质护膝，或者在膝关节附近贴"暖宝宝"。需要注意的是，"暖宝宝"虽然温度不高，但也不能直接贴在皮肤上，以免引起低温烫伤。

晒晒背，有效驱散风湿

从中医角度来看，背部正中是督脉所在，督脉为"阳脉之海"，统领一身阳气。同时，背部还有足太阳膀胱经等经络分布，这些经络与人体脏腑器官相联系。风湿之邪多属寒湿之性，阳气具有温煦、推动、气化等作用。晒背时，阳光的热量能使背部阳气得到补充和振奋，阳气充足则寒湿之邪难以存留。而且，当背部经络得到阳光的刺激，气血运行会更加通畅，有助于驱散停滞在体内的风湿之邪。

从现代医学角度来看，晒背可促进皮肤合成维生素D。维生素D能促进钙的吸收，有利于维持骨骼健康。风湿患者往往存在骨骼和关节问题，良好的钙吸收有助于增强骨骼强度，改善关节功能。

此外，晒背使背部皮肤温度升高，会导致局部血管扩张，从而改善血液循环。风湿疾病通常伴有局部炎症和血液循环不畅，晒背能加速代谢废物和炎性物质的排出，减轻关节肿胀。

晒背的方法：

选择阳光充足但不强烈的时段，建议在上午9：00-10：00，或下午16：00-19：00。找一个安静、空气流通且能充分接受阳光照射的地方，如阳台或庭院。可以穿着宽松、单薄的衣物，背部尽量朝向太阳，让阳光充分照射背部。晒背时间可从15~20分钟开始，逐渐增加到30~60分钟，以自身感觉舒适为宜。

注意事项：

不要在阳光强烈的正午时分晒背，以免晒伤皮肤；

晒背过程中如果感到皮肤灼热、发红或者头晕等不适，应立即停止；

对于皮肤敏感的人群，可以先在衣物覆盖下进行短时间晒背，观察皮肤反应；

晒背后要注意补充水分，避免脱水。

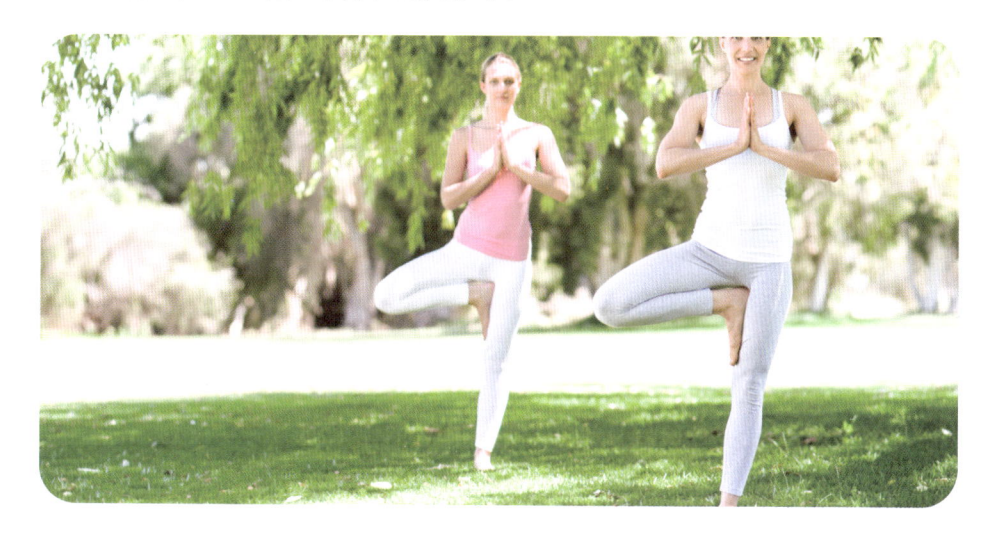

春季防风守好"四关"

春季，自然界以风为主气，与人体内的肝脏相应。人们常用"春风得意""如沐春风"等来形容一种愉悦、舒畅的状态，柔和的春风确实能够令人心旷神怡。然而，在初春时节，倒春寒现象仍时有发生，寒湿之气悄然侵袭，对于那些体内湿气较重、寒湿之邪已经内蕴的人来说，这无疑是雪上加霜。

风，作为春季的主令之气，在倒春寒的时节里，与寒湿之邪相互勾结，共同侵袭人体的肌表和关节。这种侵袭往往导致风湿病易于复发，给患者带来极大的痛苦。风湿之邪通常从体表侵入，因此，守住身体的"关口"就显得尤为重要。这里所说的"关口"，在中医理论中，便是指的"四关"。

"四关"并非具体的穴位名称，而是由两手背的合谷穴和两足背的太冲穴这四个穴位组成的穴位配伍。这四个穴位分别位于手、脚，它们犹如守关的勇士，时刻捍卫着人体的健康。在中医针灸和按摩疗法中，"四关"是调节气血、预防疾病的重要穴位。

"四关"不仅是气血运行的要道，更是抵御外邪入侵的重要防线。若"四关"畅通无阻，则外邪难以入侵，有利于人体健康。然而，一旦风寒湿等外邪侵入，导致"四关"阻塞，气血运行便会不畅，痹阻不通，进而形成风湿病。因此，在日常保健中，我们可以通过按摩合谷与太冲两穴，来调节气血、预防风湿病的发生。

合谷穴

- **位置**：位于手背，第一掌骨和第二掌骨间，第二掌骨桡侧的中点处，也就是我们通常所说的虎口处。
- **方法**：拇指指腹按揉两手合谷穴5~10分钟。
- **功效**：疏风解表，宣通气血。

太冲穴

- **位置**：位于脚背上，第一、第二跖骨连接部位的前方凹陷处。
- **方法**：拇指指腹点揉双足太冲穴3~5分钟。
- **功效**：调和气血，疏肝解郁。

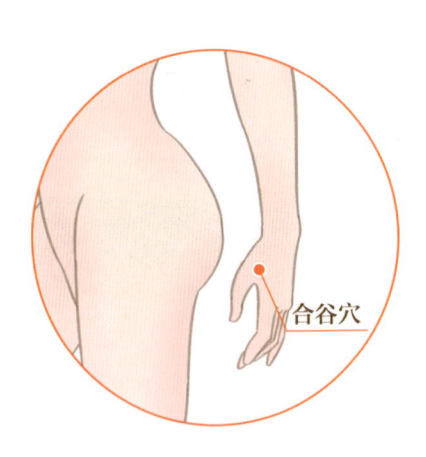

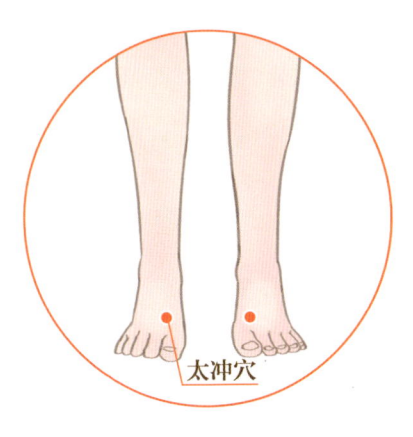

拉伸筋骨，祛湿活气血

现代人因长期久坐办公室，下班后也倾向于宅在家中，减少了外出活动的机会。这种长期不运动的生活方式，逐渐导致身体僵硬，肌肉失去原有的弹性，进而影响其伸缩功能，不仅影响日常动作的流畅性，还让人愈发感到身体慵懒。同时，缺乏运动使得体内气血运行不畅，水分和代谢废物难以有效排出，不断在体内积聚。为了改善这一状况，定期进行身体拉伸，让肌肉放松并恢复柔软度，是祛湿活气血、缓解肢体僵硬的有效方法。对于风湿类疾病患者而言，拉伸还能帮助肌肉有规律地收缩与伸展，提升筋骨的灵活性，对预防风湿性关节炎具有积极作用。

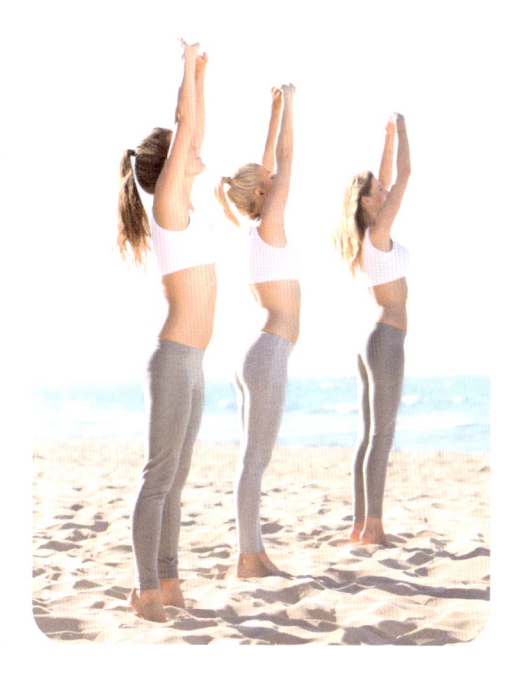

在开展各类体育运动之前，拉伸是必不可少的准备环节。它能有效扩大关节的活动范围，使身体能够更自如地进行一些幅度较大的动作。此外，拉伸还能促进肌肉的有效伸缩，加速新陈代谢，帮助体内湿气与毒素的排出。

在进行拉伸运动时，切记不要强行用力或急于求成，应以缓慢、渐进的方式进行。如果在拉伸过程中肌肉感到轻微抽痛，应立即暂停，保持姿势稳定，通过深呼吸来放松身体，待不适感消失后再继续拉伸。同时，拉伸过程中呼吸要平稳、有规律，全神贯注于拉伸动作，一旦感觉动作吃力或出现不适感，应立即停止，以免对身体造成损伤。

简单易学的拉伸操

拉伸颈部
站立,双手自然下垂放于身体两侧,眼睛向前看。慢慢将头向左侧倾斜,保持姿势4~5秒。然后将头回正,慢慢将头分别向右侧、后侧、前侧倾斜,各保持姿势4~5秒。

拉伸手臂
双脚站立,与髋同宽,双膝微弯。将左手越过身体向右手臂侧伸展,手肘微弯,并将右手固定于左手肘处,然后将左手臂向身体靠,直到感觉到左侧肩膀的肌肉紧绷。换对侧再重复相同动作。

拉伸胸部
双脚前后跨步站立,双臂平展,活动肩关节。双脚前后站立保持不变,双手抱头,双臂尽量向后伸展,扩展胸部。

拉伸腰背部
双脚跨步分立,双手手臂打开,向两侧水平伸展。弯腰,左手抓住右脚脚面,右手臂上举,转头看向右手指尖。身体恢复至初始姿势,然后换另一侧重复上述动作。

拉伸背部
站立于能支撑体重的支撑物前,双手抓握支撑物并将身体往前倾,微微屈膝,双腿向地面施力,手臂向后拉,感受背阔肌的拉伸。

拉伸大腿
平躺于地面上,屈膝,脚后跟靠近臀部,双手放于身体两侧,掌心向下。将一条腿抬起,双手扶住小腿部,将腿尽量朝身体方向拉伸,直至极限。换另一条腿重复上述动作。

第三章 常见的五种湿气及对症调理

拉伸小腿

站在距离墙面大约一大步远的位置，双脚分开，与髋关节同宽。右腿向前跨步，呈屈膝姿势，左腿伸直，感觉左小腿肌群被拉扯。换左腿向前跨步，屈膝，进行右小腿的伸展。

祛风除湿四要穴

穴位按摩既能对各类痛症起到治疗作用，还具备驱散风寒湿邪的功效。根据风湿形成的原理，合理选择脾经、肝经、肾经上的穴位来进行按摩，能够有效排除体内寒湿之邪，减轻关节与肌肉的疼痛感。风池穴、曲池穴、足三里穴和三阴交穴是常用于祛风除湿的穴位，在日常生活中对这些穴位进行按摩，有利于祛除体内风湿、缓解关节肌肉疼痛。

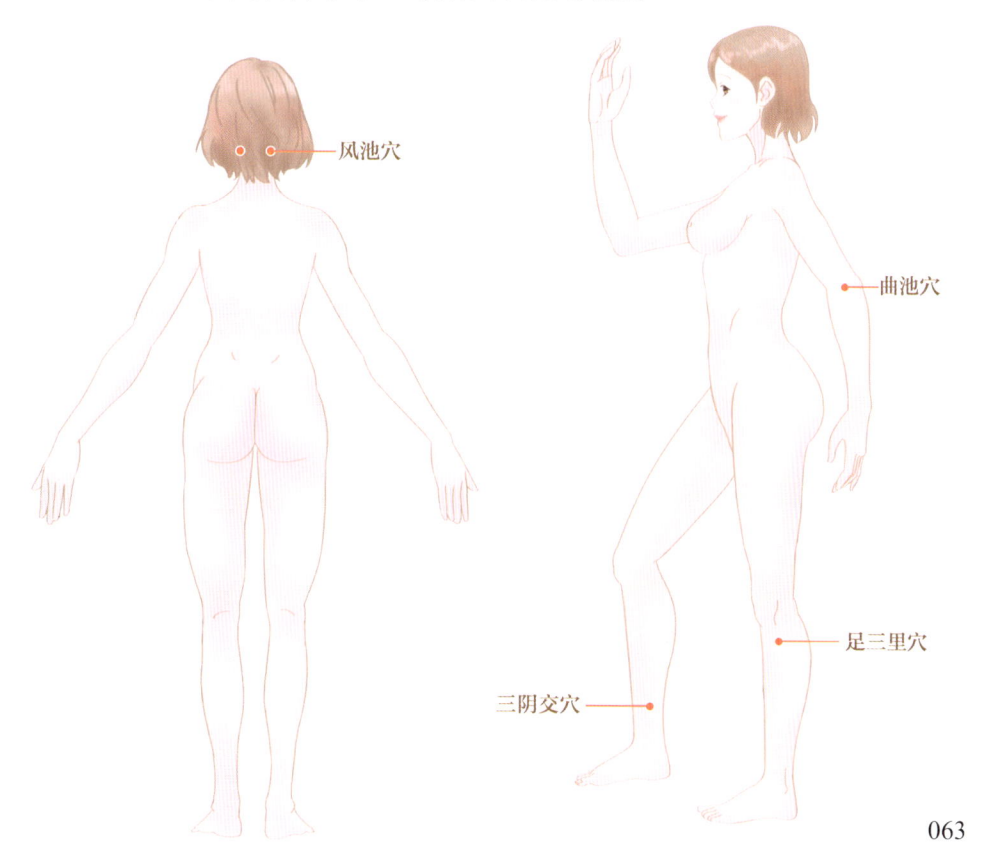

风池穴

中医理论认为"风为百病之长",且"巅顶之上,唯风可到,伤于风者,上先受之"。其意思是头部处于身体的最高处,风邪易侵。风邪是引发众多疾病的主要因素之一,常常与寒、湿等邪气结合,而头痛就是风邪入侵头部引发的常见病症,因此被称为"头风"。风池穴,其名寓意深刻:风,指穴内流转的天部风气;池,则象征着汇聚之地。此穴接收的水湿之气,受外部热气影响,水湿之气会胀散化为阳热风气散布于头颈各处。当外界风邪入侵人体时,会使阳气运行受阻,气血流通不畅,进而引发头痛。按摩风池穴,能够起到祛风散寒、疏通经络的作用。将风邪驱逐体外,头痛也就随之缓解了。

● **位置:** 位于后颈部,枕骨之下,两条大筋外缘陷窝中,与耳垂平齐。

● **方法:** 两手拇指分别放在风池穴上,其他四指轻抚头部,拇指由轻到重按压风池穴20~30次,以有酸胀感为度。

● **功效:** 祛风散寒,疏通经络。

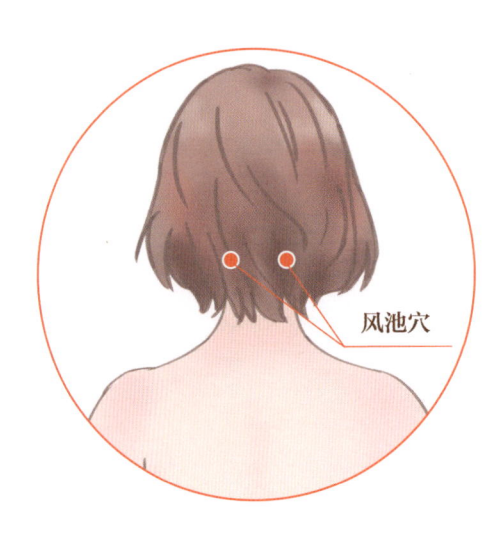

曲池穴

曲池穴属于手阳明大肠经的合穴,是气血与水湿的重要汇聚点,其在大肠经各穴位中经水最为丰富,是经气流转的核心所在。此穴如同身体的交通枢纽,既能引导气血上行下达,又能促进表里经络的相互沟通。

按摩曲池穴能够带来诸多益处,例如疏风清热,使体内的风邪与热邪得以疏散;调和营卫,维持人体气血内外的平衡;还能通经络、理气活血,让气血运行顺畅。在祛风湿、利关节、止痹痛方面,效果也十分显著,因此常用于治疗上肢痿痹、瘫痪等病症。当肩膀、手肘遭受风寒湿邪侵袭,导致活动不便时,按摩曲池穴能有效缓解疼痛,恢复关节的灵活度。

- **位置:** 位于肘横纹外侧端,屈肘,在尺泽与肱骨外上髁连线中点。
- **方法:** 用大拇指指腹垂直按压曲池穴,每次3分钟。
- **功效:** 祛风除湿,通经活络,调和气血。

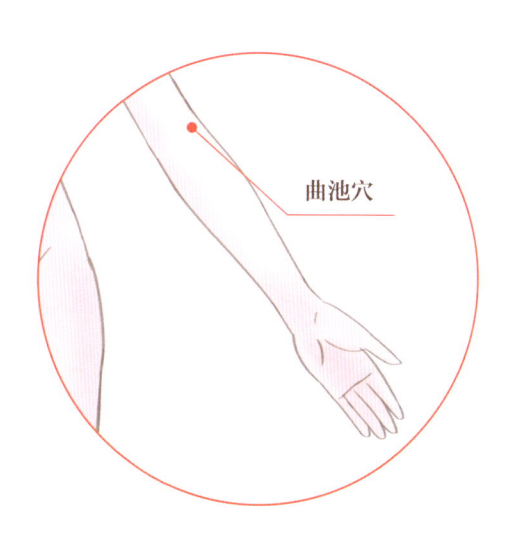

足三里穴

足三里穴，作为足阳明胃经的合穴，是脾胃气血汇聚的核心所在。"足"在此意指足部，"三里"则体现出穴内物质作用之广泛，胃经气血在此穴位汇聚，如同三里之地般广阔。此穴接收源自犊鼻穴的地部经水，经水在足三里这片开阔地带分散开来，大量气化后上升，构筑起一个广阔的气血场，恰似三里之广，故而得名"足三里"。

足三里穴是常用的保健穴位，不仅能够调理脾胃，确保脾胃功能稳健运行，从而达到补中益气的效果，还能通经活络，保障经络气血的顺畅流通。此外，足三里穴还有疏风化湿的功效，能有效助力体内湿气的排出，维护人体健康。

- **位置：** 位于小腿前外侧，犊鼻穴下3寸，犊鼻穴与解溪穴连线上。
- **方法：** 将拇指指腹轻轻放置在足三里穴位上，然后逐渐施加压力进行按揉。以穴位产生酸胀感为宜，同时注意力度要适中，保持在被按摩者可承受的范围内。每次按揉3~5分钟。
- **功效：** 健脾和胃，补中益气，通经活络，疏风化湿。

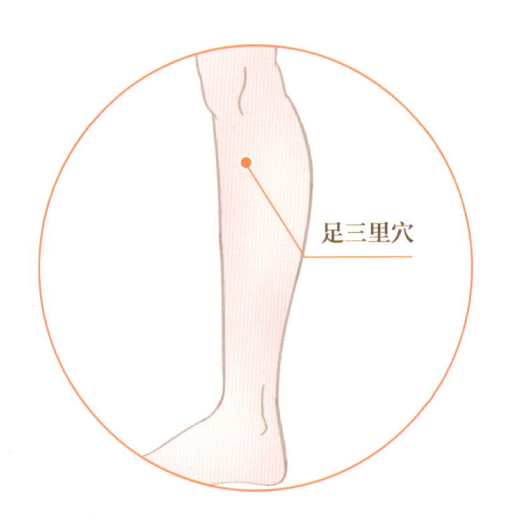

足三里穴

三阴交穴

三阴交穴，作为足太阴脾经、足厥阴肝经与足少阴肾经三条阴经的交会点，汇聚了脾经运化而来的水湿之气、肝经的水湿滋养之气以及肾经的寒凉之气，故得此名。这三条阴经在下肢循行，脾主肌肉四肢，肝主筋，肾主骨。因此，按摩三阴交穴不仅可以有效调补脾胃、肝肾，还能促进水湿代谢，对于下肢痿痹、半身不遂等症状具有积极的缓解作用。

三阴交穴也常用于治疗妇科疾病，对女性月经不调、白带异常等问题具有显著疗效。此外，三阴交穴还具有调节人体内分泌系统的功能，经常按摩有助于缓解更年期综合征带来的烦躁、潮热等不适症状。

- **位置：** 位于小腿内侧，足内踝尖上3寸，胫骨后缘靠近骨边凹陷处。
- **方法：** 用大拇指指腹按压三阴交穴，每次3分钟左右。
- **功效：** 健脾益胃，补益肝肾，利水祛湿。

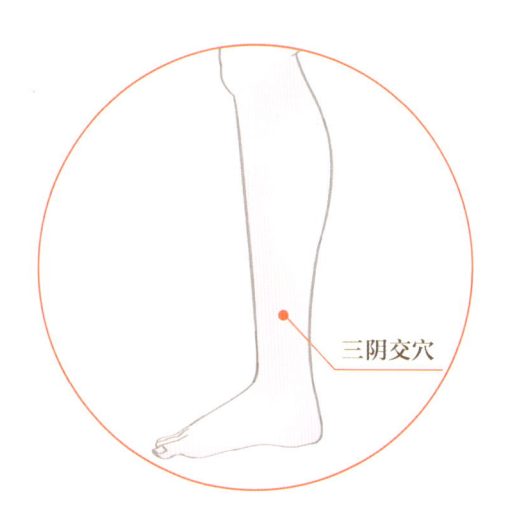

运动守护关节

阴雨连绵时，许多人会遭遇关节僵硬、疼痛之苦，这是由于湿度骤增、温差变化大，影响了血液黏稠度，进而诱发炎症。保持适量运动，促进肌肉与关节间的血液循环，能有效减轻阴雨天对关节炎的不良影响。因此，即便在阴雨绵绵的日子里，也建议适度运动，以防病情反复。

运动方式以上、下肢运动和太极运动为主。

上肢运动可采取双臂前伸，手心朝下，双臂向下、向后、向外做类似游泳划水的动作，或者双手缓慢向上、向外举高伸展，然后缓缓放下，每日重复数次。

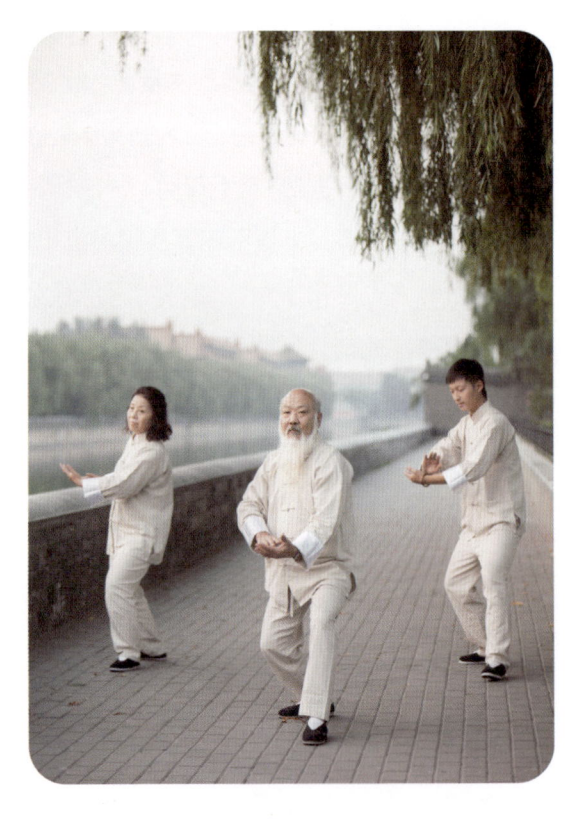

下肢运动可采用坐姿或卧姿，交替将双腿伸直、上提，离地30~40厘米，保持10秒后放下，重复动作数次。

太极拳是一种比较修身养性且舒缓的运动，练习时对人体的骨骼、穴位、关节乃至血液的循环都能起到一定的作用，可以强身健体、延年益寿，对于关节炎患者而言，适当地进行太极拳锻炼对缓解关节疼痛有一定的帮助。

借助艾灸调气血、通经络

中医有云："通则不痛，痛则不通。"风湿邪气滞留体内，侵袭皮肤、肌肉与关节，致使气机运行受阻，人体因而疼痛难忍。艾灸，这种古老而简便的中医自然疗法，凭借其温经通络、活血行气的独特功效，成为驱散风寒湿痹、缓解病痛的有效绿色手段。

艾灸通过其温熏作用，精准地作用于人体穴位与经络，调和气血，疏通淤堵。艾叶燃烧时释放的温和热力，能够深入穴位，促进人体元气的恢复，充盈体能，同时调和阴阳，维护机体的平衡状态。这股温热的力量，不仅有效祛除体内湿气，还通过对特定穴位的温热刺激，激发人体阳气，使寒邪之气逐渐消散，确保经络系统的畅通无阻。这一过程对于风湿病的治疗极为有益，因为它能直接促进气机的正常运转，使气血流通顺畅，从而缓解病情，并发挥消炎消肿的作用，能够有效减轻风湿所导致的关节疼痛。

运用艾灸疗法治疗风湿病时，主要选取大椎穴、足三里穴以及阿是穴。阿是穴，即随病变部位或压痛点而选定的穴位，没有固定位置。患者感到疼痛，或按压时出现酸、麻、胀、痛、重等感觉的部位，均可作为阿是穴来治疗。同时，也可依据相应部位皮肤出现的斑点、颜色改变、肿胀、变硬、条索状结节等异常变化来取穴。

选穴汇总

- 中脘穴、神阙穴、关元穴、命门穴、大椎穴、足三里穴。

穴位定位

- 中脘穴：位于上腹部，前正中线上，脐中上4寸处。

中医师亲授 祛除湿气百病消

- 神阙穴：位于腹部，前正中线上，脐中央。
- 关元穴：位于腹部，前正中线上，脐下3寸处。
- 命门穴：位于后正中线上，第二、第三腰椎棘突间的凹陷中。
- 大椎穴：位于后正中线上，第七颈椎棘突下凹陷中。
- 足三里穴：位于小腿前外侧，犊鼻穴下3寸，距胫骨前缘一横指（中指）。

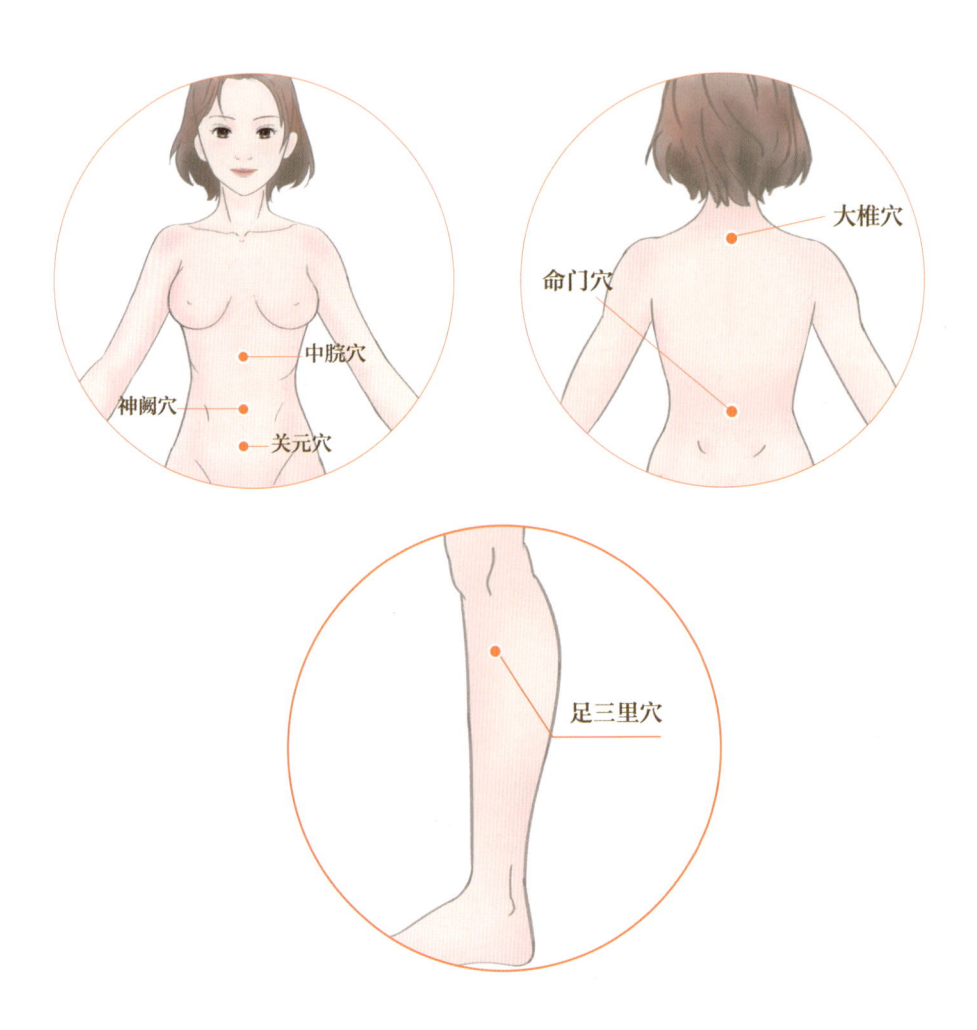

艾灸方法

- 在艾灸前,每个穴位先按摩5分钟左右。
- 将艾条的一端点燃,依次艾灸各穴,在距离穴位一定距离处悬停,进行不间断的熏灼。注意随时清理艾条上的艾灰,以免掉落烫伤受灸者。
- 每个穴位艾灸5~10分钟,每天艾灸1次。10次为一个疗程,坚持两三个疗程即可。艾灸期间忌食生冷及刺激性食物。

拔罐,祛风散寒又止痛

天气变化会导致风湿性关节炎患者关节肌肉疼痛,发病时几乎不能走动,越是活动,疼痛感就越是强烈,对患者日常生活的影响也是非常大的。

中医认为,风湿性关节炎是由风、寒、湿邪杂合而成病,停滞于关节、肌肉,阻碍气机运行,不通则有疼痛。拔罐是借热力排去罐中空气,产生负压吸附于皮肤,使局部的毛细血管通透性变大以及使毛细血管破裂,少量血液进入组织间隙,从而产生瘀血,红细胞受到破坏,血红蛋白释出,出现自身溶血现象。在机体的自我调整中,起到了行气活血、舒筋活络、消肿止痛、祛风除湿等功效,产生了一种良性刺激,促使机体恢复正常功能。针对风湿性关节炎,拔罐能使关节周围的风、寒、湿邪气透于体表而外泄,改善局部的血液循环,消除致炎物质,加快新陈代谢,从而减轻症状,促进康复。

选穴汇总

夹脊穴、秩边穴、环跳穴、阳陵泉穴、委中穴、承山穴、承扶穴、殷门穴。

拔罐方法

● **夹脊穴**

位于腰背部后正中线旁开0.5寸，一侧17穴，左右共34穴。选用大罐，也可用排罐，留罐15分钟。

● **秩边穴**

位于骶区，平第四骶后孔，骶正中嵴旁开3寸处。选用小罐或大罐，留罐15分钟。

● **环跳穴**

位于股外侧部，侧卧屈腿，股骨大转子最凸点与骶管裂孔连线的外1/3与内2/3交点处。选用大罐，留罐15分钟。

● **阳陵泉穴**

位于小腿外侧，腓骨头前下方凹陷处。选用小罐，留罐10分钟。

● **委中穴**

位于腘横纹中点处。选用小罐，留罐10分钟。

● **承山穴**

位于人体的小腿后面正中位置，委中穴与昆仑穴之间，当伸直小腿或足跟上提时，腓肠肌肌腹下出现的尖角凹陷处。选用小罐，留罐10分钟。

● **承扶穴**

位于臀部横纹线的中央下方。选用小罐，留罐15分钟。

● **殷门穴**

位于大腿后面，承扶穴与委中穴的连线上，承扶穴下6寸。选用小罐，留罐15分钟。

饮食调理祛风湿

风湿性关节炎是风湿病的主要症状之一。在关节炎早期，患者会出现关节红肿疼痛且功能受限等情况，发展到晚期，关节则会变得僵硬、畸形，甚至完全丧失功能。风湿性关节炎常因寒冷气候或阴湿天气而诱发，体质偏热者若寒湿入体转化为热邪，会引发风寒湿热交织的复杂病症。治疗的核心在于祛风除湿、清除湿热。在饮食方面，需留意以下几点：

一是远离酒精。 尽管酒是由粮食酿制而成，但它携带湿热属性，饮用后会加剧体内的湿热状况。关节红肿本就是炎症的一种表现，类似于中医所说的湿热证候，饮酒对于风湿性关节炎患者来说如同火上浇油，会导致病情更为严重。

二是避免海鲜。 海鲜，特别是带壳类海鲜，属大湿大寒之物。风湿病患者食用海鲜可能会加重病情。

三是忌食辛辣。 关节红肿疼痛多是由风湿热邪滞留关节所致，若再摄入辛辣食物，会让病情雪上加霜，加速复发或加重病情。

风湿病患者饮食要清淡，多吃易消化的食物，也可以少量多餐，注意营养均衡、合理搭配，可适当地选择易消化以及富含钙、铁、锌、蛋白质和维生素的食物，如牛奶、蛋清、禽畜瘦肉、淡水鱼肉、黑木耳，以及新鲜的绿色蔬菜和深色水果等。平时可食用一些性温的食物，如羊肉等，还可以多食用一些具有散寒除湿、祛除湿痹功效的调味料，如花椒、桂皮、葱白等。这些食物能够散寒气、通血脉，对预防风湿病有一定的作用。同时需要注意的是，便秘、痔疮患者及阴虚火旺者不宜食用。

风湿病患者不宜多吃甜腻食物，易助湿生痰，并忌食经过冰镇的水果和饮料。有些风湿病患者担心自己的体质虚弱，就不断进食各种补品，这样做不但会增加肠胃负担，还易导致体内湿盛，加重病情。因此，风湿病患者在安排饮食时，应从自身实际情况出发，合理安排三餐，选择清淡易消化的食物，适当进补才能促进身体的康复。

中医师亲授 祛除湿气百病消

食谱推荐

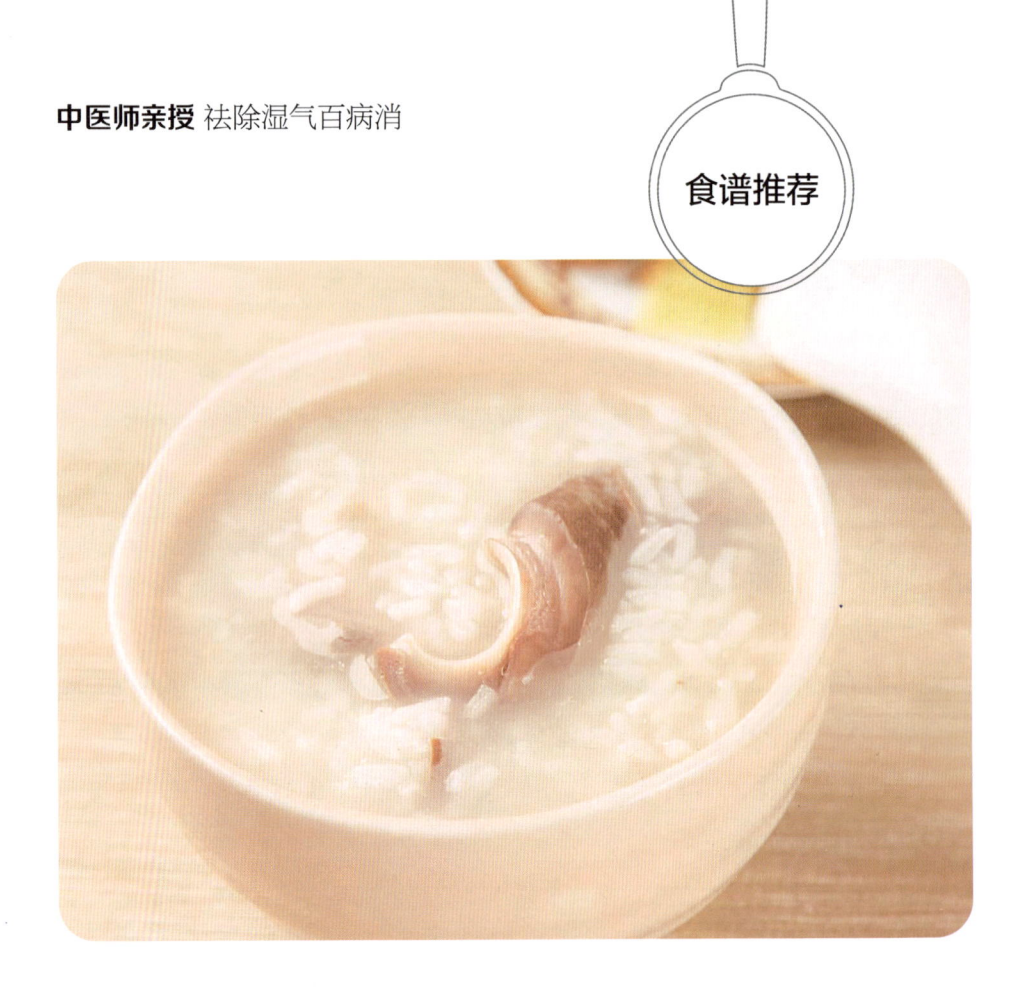

白术猪肚粥

原料：

水发大米10克，猪肚70克，白术、姜丝各少许，面粉适量，白醋10毫升，盐2克

做法：

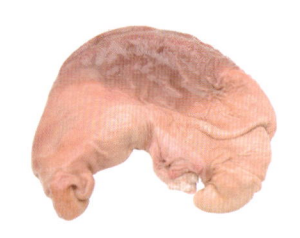

①猪肚处理干净，加入面粉和白醋，反复搓洗，去除异味和杂质。
②锅中注水烧开，放入猪肚，焯水3分钟，捞出后切成片。
③把切好的猪肚放入砂锅中，加入适量清水，放入白术和姜丝，大火煮开后转小火继续煮30分钟。
④放入水发大米，搅拌均匀，继续煮30分钟。
⑤加入盐，搅拌均匀即可。

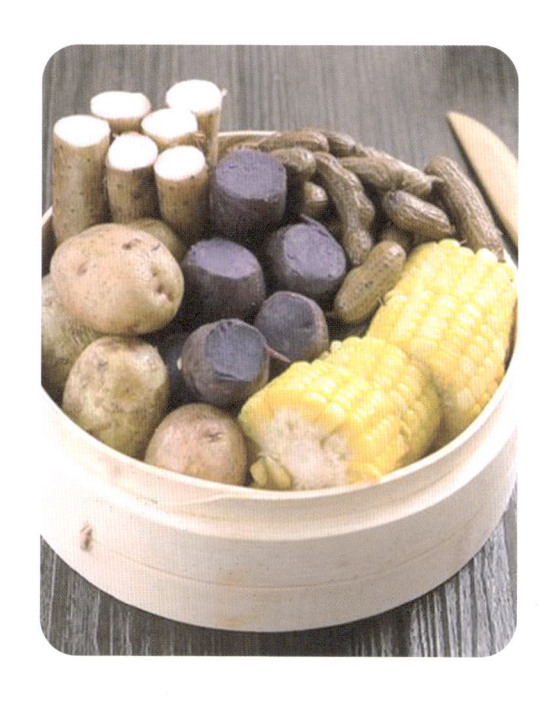

粗粮一家亲

原料：

玉米200克，山药200克，紫薯200克，花生100克，土豆300克。

做法：

①玉米、山药、紫薯切段备用。
②花生、土豆洗净备用。
③蒸锅注水，放好以上食材，加盖，大火蒸20分钟。
④揭盖，将蒸好的食材取出即可食用。

花生仁菠菜

原料：

菠菜270克，花生仁30克，鸡粉2克，盐3克，食用油20毫升。

做法：

①洗净的菠菜切成三段。
②冷锅中倒入适量的食用油，放入花生仁，用小火翻炒至香味飘出。
③关火后盛出炒好的花生仁，装碟待用。
④锅留底油，倒入切好的菠菜，用大火翻炒2分钟至熟。
⑤加入盐、鸡粉，炒匀。
⑥关火后盛出炒好的菠菜，装盘待用。
⑦拌上花生仁即可食用。

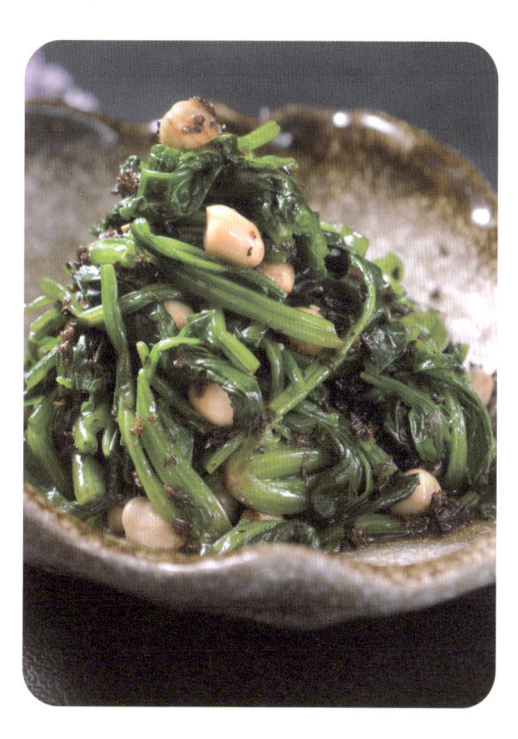

中医师亲授 祛除湿气百病消

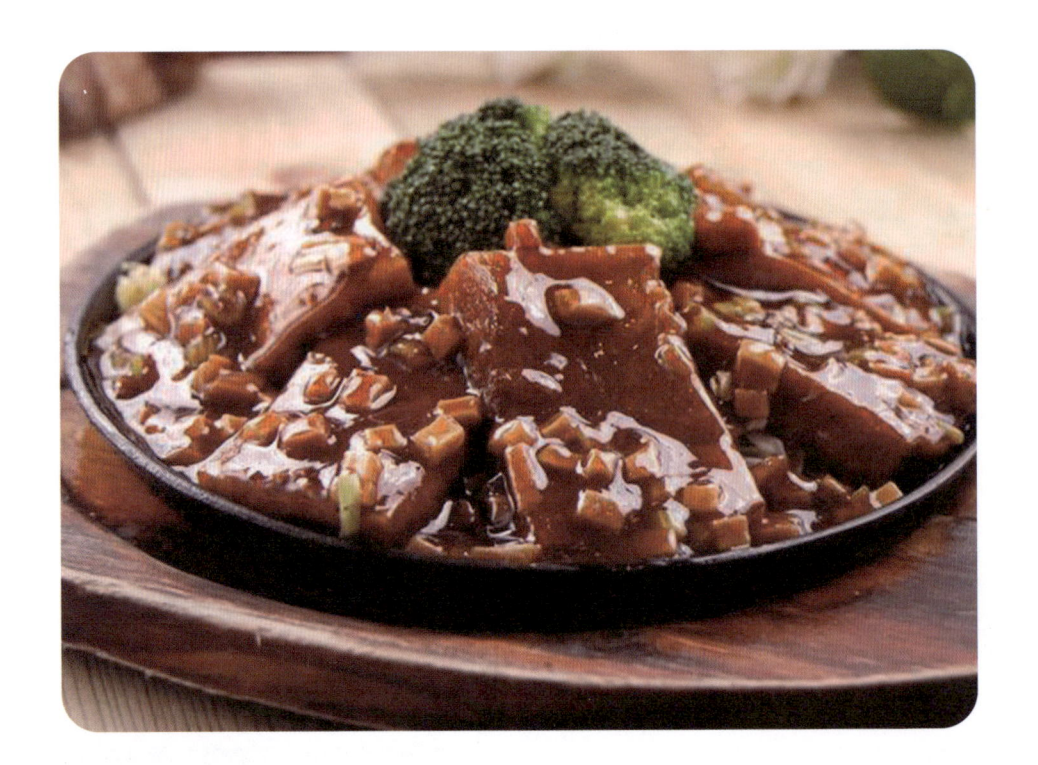

野菌焗豆腐

原料：

西蓝花60克，豆腐150克，香菇60克，生抽5毫升，蚝油5克，盐3克，白糖2克，鸡粉3克、姜片、葱段、水淀粉、食用油各适量。

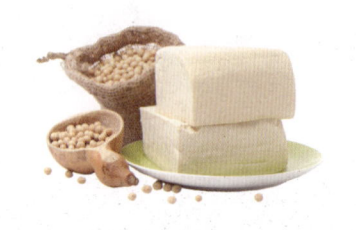

做法：

①洗净的豆腐切厚片，再切成条，改切成方块。
②洗好的香菇切成丁。
③锅内注水烧开，倒入西蓝花、香菇丁，煮至断生后捞出。
④用油起锅，放入姜片、葱段，爆香。
⑤倒入焯过水的香菇、西蓝花，翻炒匀，再放入豆腐块，炒匀，倒入适量清水，煮沸。
⑥加入适量生抽、蚝油、盐、白糖、鸡粉，炒匀，煮2分钟至食材入味。
⑦倒入适量水淀粉，快速翻炒均匀。
⑧关火后盛出炒好的食材，装入盘中，撒上葱段即可食用。

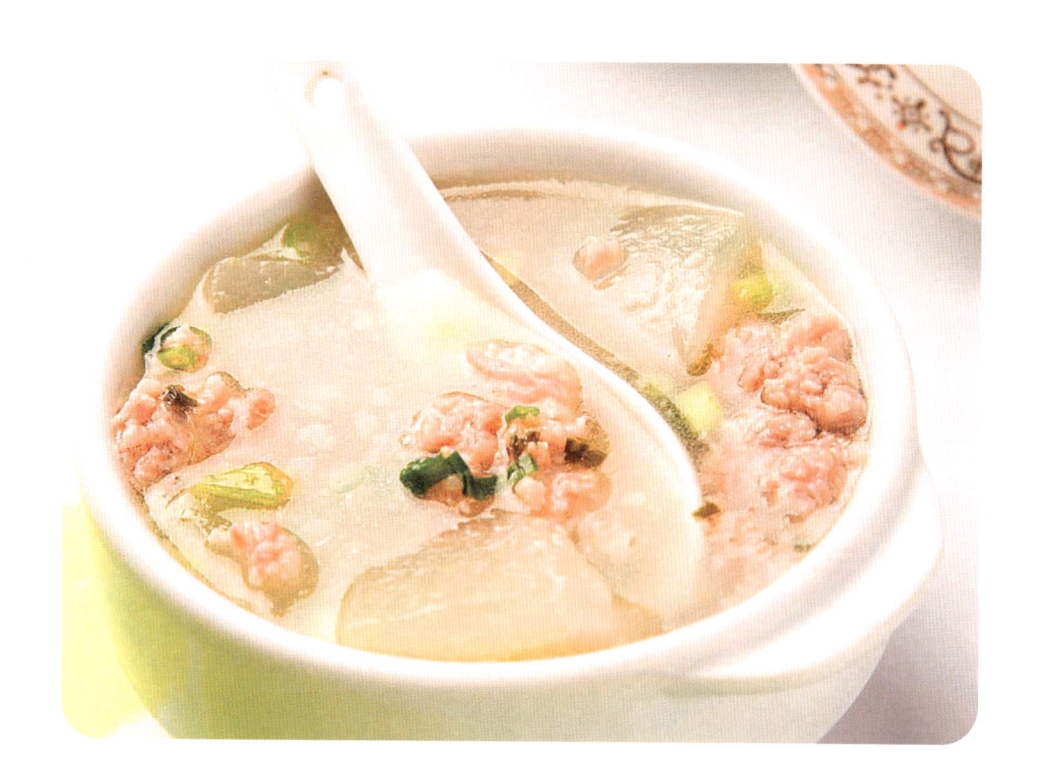

第三章 常见的五种湿气及对症调理

冬瓜丸子汤

原料：

冬瓜300克，肉末150克，姜末5克，葱花5克，盐3克，鸡粉2克，淀粉5克。

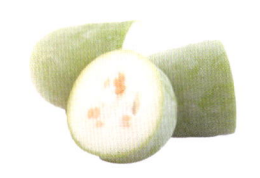

做法：

①肉末装入碗中，倒入姜末、盐、鸡粉、淀粉，搅拌均匀制成肉馅。
②冬瓜洗净后去皮，切成片。
③锅中加入适量清水烧开，把调好的肉馅挤成丸子形状，下入锅中，用汤勺轻轻推动，防止粘连，用大火煮10分钟。
④放入冬瓜片，煮至冬瓜熟软。
⑤将煮好的汤料装碗，撒上葱花即可。

痰湿

你有没有遇到过下面这些情况？早上起来总觉得无精打采、容易犯困，尤其是一想到又要面对令人烦恼的课业或工作，就觉得无力、提不起劲儿，做什么事都慢吞吞的；就算每天都洗澡、洗头发，头发与皮肤还是爱出油；明明没有吃多少东西，但体形却偏胖，特别是小腹，又软又松；平时特别容易出汗，稍微活动一下就气喘吁吁的，全身是汗，就更不愿意活动了。但是去医院检查身体，一点儿毛病都没有，健康得很。

如果身体没有毛病，为什么会有这么多不适呢？其实这都是痰湿闹的。这里的"痰"并非指呼吸道的分泌物，而是指人体津液的异常积留，属于病理性的产物。经常吃甘甜肥腻或偏咸的食物、暴饮暴食等行为都会伤及脾胃，致使脾失健运，气血津液的运化失调，水湿停滞，聚湿成痰。痰湿可以停留在身体任何部位，并引起该组织器官的功能失调，从而产生诸多疾病。

痰湿症状

体内痰湿重的人有哪些症状？可以参考以下痰湿症状进行自我检查，看看这些症状是否在自己身上有所体现。

● 看面色：油光满面，眼泡可能略有浮肿，面色暗沉且容易长痤疮，整个人看起来面带倦容，缺乏精气神。

● 看形体：身体肥胖，腹部松软，肢体浮肿，关节有疼痛感，小腿易抽筋，多汗且汗后肢体发凉。

● 看口舌：舌头胖大且有齿痕，舌苔滑腻。口中感觉黏腻不爽，虽然口渴但饮水不多。

- 看喜好：好静懒动，喜食肥甘厚味，喜夏厌冬。
- 看大小便：大便次数多且不成形，晨起时容易急泻。小便量多且色清如水。
- 看胃肠：吃冷的食物后容易胃胀、胃痛，饮酒后容易腹泻。
- 看睡眠：白天嗜睡，晚上睡眠不实，睡眠不规律。

哪些人体内易生痰湿

如果体内的湿邪长时间无法排出，聚积过久便容易生痰，形成痰湿。痰湿可停留于身体各处，导致相应组织器官功能失常，进而引发各种疾病。那么，哪些人的体内容易生痰湿呢？

饮食不节制的人。 经常吃煎炸、辛辣、甘甜的食物，会导致身体营养过剩，脾胃运化失职，从而加大脾胃的负担，使脾胃运转乏力，导致脾胃运化功能出现障碍。脾本身是运化水湿的，如果脾的运化受阻，体内多余的水湿不能全部被运出去，造成水湿停聚，湿浊聚集在体内，就生成了痰。如果痰湿停滞在肺部，就会感觉咽部有痰，而且痰黏着不能被咳出来，或者经常咳嗽，或者晨起咳出几口痰。

外湿过多的人。 居住在比较潮湿的环境，或者夏天穿衣较少，又或者冒雨涉水等，导致外来的水湿在体内聚集，如果水湿运化不出去，聚集在一起就容易生痰。

运动较少的人。 如果经常久坐不动，脾胃功能会变差，体内水湿运化不畅，导致水湿停留在体内，聚湿而生痰。

痰湿易致血脂、血压高

高血脂、高血压是中老年人的常见病，患上高血脂的人很容易感觉头晕胸闷、健忘、神疲乏力、心慌等，还常常伴随着超重与肥胖。如果长期血脂高，脂质在血管内皮沉积，就会引起动脉粥样硬化，并诱发冠心病和周围动脉疾病。

中医认为，痰湿是引发高血脂的主要原因之一。由于高血脂患者多数嗜食膏粱厚味，使脾胃运化失常，体内痰积血瘀，化为脂浊滞留体内，从而使血脂、血糖、血黏度等出现异常。相应地，痰湿在体内堆积较多，入侵血脉，血液就会变得黏稠，心脏运送血液的阻力增大了，心脏收缩力增强，这样一来血压就高了，从而导致了高血压。

而且痰湿体质的人大多肥胖，血液中的胆固醇、三酰甘油、低密度脂蛋白、血糖、血压等指标都会升高，有的还伴有动脉硬化，甚至会出现心脑血管疾病的前期病变。所以体内一旦有了痰湿，一定要高度重视。

祛痰养肺可常按摩肺经

中医认为，肺的生理功能以"宣发"和"肃降"为主，掌管体内的气与水液的调控。肺是"娇脏"，其功能易受到周遭环境变化所产生的外邪或人体内在机能障碍的伤害。肺功能的正常发挥，可以起到宣肺化痰、祛痰养肺的效果。若肺的宣发或肃降功能受到影响，则体内津液运输就会失常，就可能因聚集而生痰。调理肺经对改善肺的功能、祛痰养肺有很大的帮助，而调理肺经最简单的方法就是沿着肺经按摩。

手太阴肺经是人体极为重要的一条经脉，对于许多肺部病症，如咳嗽、气喘、胸胁胀满及胸痛等，通过按摩肺经都能起到调理作用。手太阴肺经的循行起始于胃脘部，向下联络大肠，穿过膈肌入肺，再从肺系（气管、喉咙）横向至腋下，沿上臂内侧下行，经肘中至前臂桡侧，最终到达拇指桡侧端。

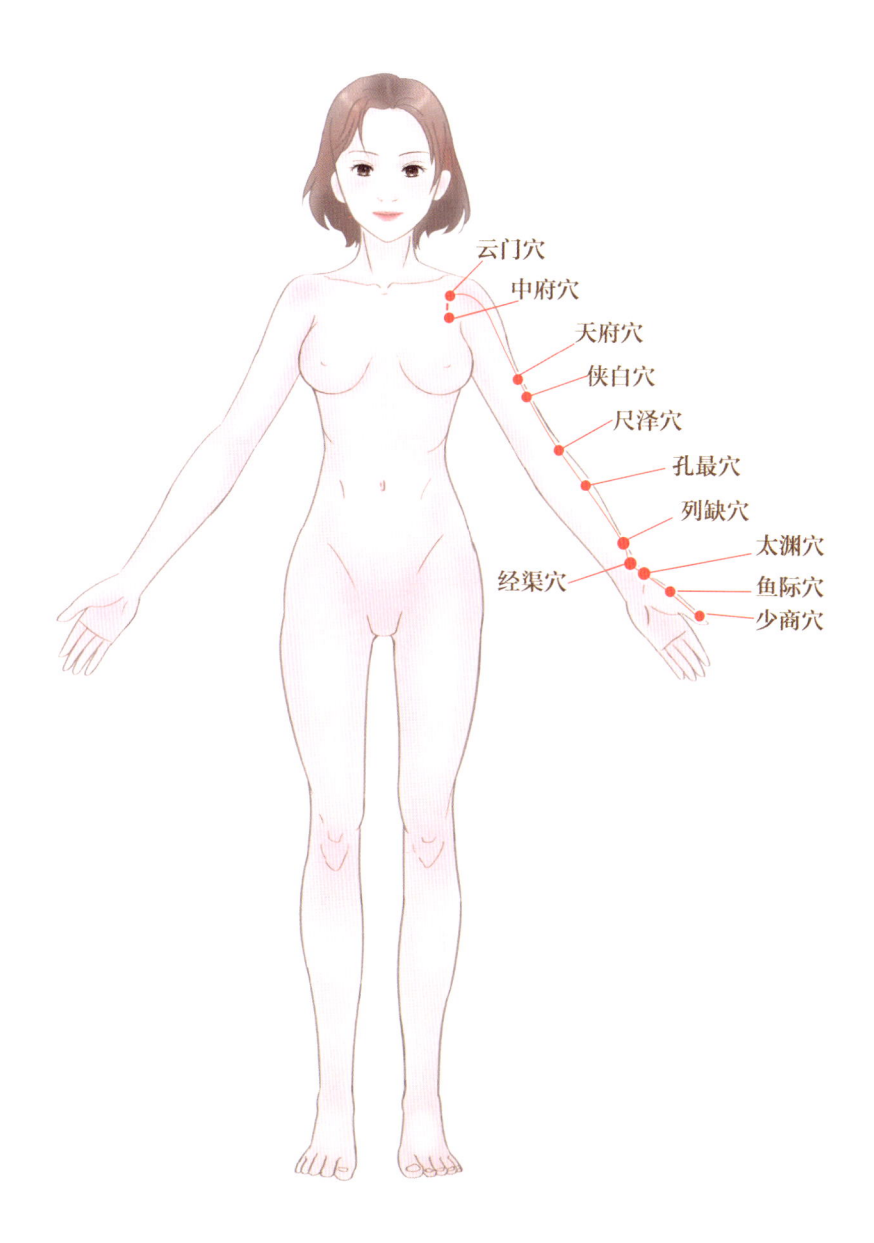

第三章 常见的五种湿气及对症调理

云门穴
中府穴
天府穴
侠白穴
尺泽穴
孔最穴
列缺穴
太渊穴
经渠穴
鱼际穴
少商穴

按摩肺经时，我们可以顺着其走向，逐一按摩各个穴位，慢慢熟悉并掌握其循行路线。如此持之以恒地按摩，能够有效滋养肺经的气血，增强身体抵御痰湿等外邪的能力。需要注意的是，按摩时不宜用力过度，以免损伤肺气。

按压丰隆穴健脾胃、祛痰湿

丰隆穴，作为足阳明胃经的络穴，不仅是胃经与脾经交会的枢纽，更是调节人体气血、维护健康的关键所在。此穴位于小腿前外侧，寓意着足阳明胃经的气血在此汇聚，形成丰满隆起之势，故而得名。

脾胃互为表里，丰隆穴虽归属于胃经，却与脾经紧密相连，形成了"一络通二经"的独特效用。通过按摩此穴，能够畅通胃经和脾经的气血，进而起到调理脾胃、促进水谷精微运化以及利气宽胸的功效。

中医有"脾为生痰之源，肺为储痰之器"的说法。痰由脾胃而生，因此按压丰隆穴具有健脾和胃、祛湿化痰的作用。当脾胃功能正常时，水湿代谢得以顺畅，从而减少了生痰的源头。

丰隆穴作为化痰祛湿的重要穴位，对有形之痰和无形之痰均有化解作用。有形之痰指的是呼吸道产生的肉眼可见的痰液，如咳嗽时咳出的痰；而无形之痰则是指津液代谢过程中产生的病理性黏稠液体，它不会通过咳嗽排出，在体内积聚可能引发疾病，如高血脂、高血压、脂肪瘤等。

丰隆穴如同人体自带的"化痰药"，特别适合咳嗽痰多、头困身重的人群。当喉咙有痰或咽部有异物感时，按摩或敲打丰隆穴能起到化痰利咽的作用。因此，在日常生活中，我们可以适当按摩丰隆穴，以预防因痰湿导致的疾病，维持身体健康。

● **位置：** 位于小腿前外侧，外踝尖上8寸，条口穴外1寸，距胫骨前缘二横指（中指）。

● **方法：** 将拇指指腹置于丰隆穴处，稍微用力揉搓穴位，按顺、逆时针方向交替揉搓。每天早晚各揉1次，每次2~4分钟。

● **功效：** 健脾祛湿。

艾灸"祛痰穴"

中医认为，艾灸具有很好的补阳、祛痰湿的作用，是一种非常好的养生疗法。在正确的穴位处进行艾灸，不仅能够有效祛除体内的痰湿，还能预防各种疾病。而且痰湿为阴邪，在中医治疗时，应当用温热的药物来温化痰湿。艾灸是温法治疗时常用的疗法，简便有效，便于操作，人人均可应用。

那么艾灸哪些穴位能取得较好的化痰效果呢？下面为大家介绍人体自有的"祛痰穴"。

天突穴

- **位置：** 位于颈部，前正中线上，胸骨上窝中央。
- **方法：** 将艾条点燃，对准天突穴，在距离皮肤3厘米左右的高度进行固定熏灸，使施灸部位温热而无灼痛感，每次灸10~15分钟。
- **功效：** 祛痰，宽胸理气，宣肺化痰。

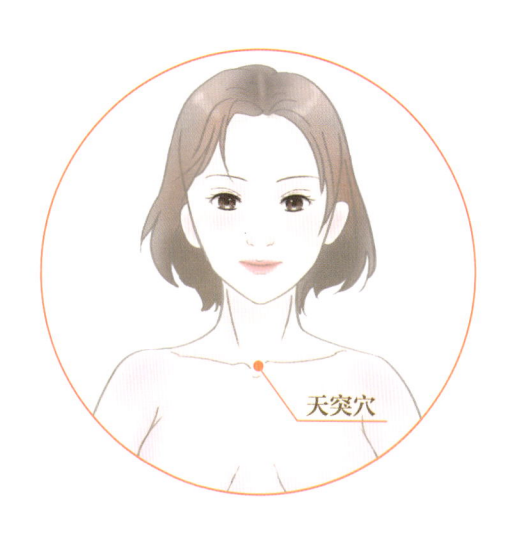

肺俞穴

● **位置：** 位于人体背部，第三胸椎棘突下，后正中线旁开1.5寸。

● **方法：** 将艾条点燃，对准肺俞穴，在距离皮肤3厘米左右的高度进行固定熏灸，使施灸部位温热而无灼痛感，每次灸10~15分钟。

● **功效：** 补肺气，宣肺化痰。

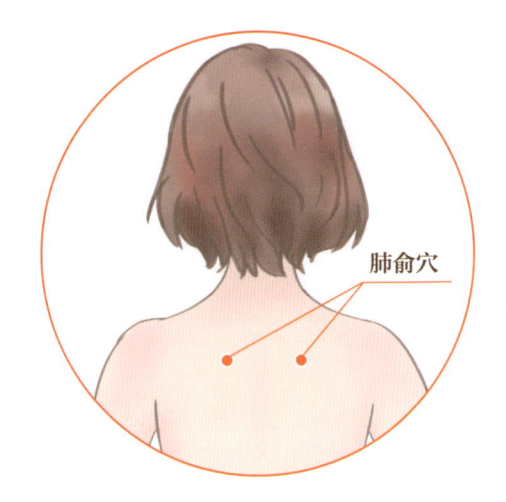

支正穴

● **位置：** 位于前臂背面尺侧，阳谷穴与小海穴的连线上，腕背横纹上5寸。

● **方法：** 将艾条点燃，对准支正穴，在距离皮肤3厘米左右的高度进行固定熏灸，使施灸部位温热而无灼痛感，每次灸10~15分钟。

● **功效：** 化痰湿，消除痰结、脂肪瘤等。

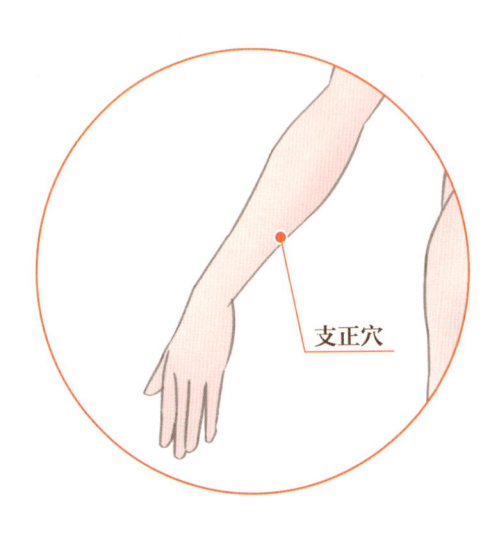

膻中穴

● **位置：** 位于前正中线上，两乳头连线的中点。

● **方法：** 将艾条点燃，对准膻中穴，在距离皮肤3厘米左右的高度进行固定熏灸，使施灸部位温热而无灼痛感，每次灸10~15分钟。

● **功效：** 宽胸理气，化痰解郁。

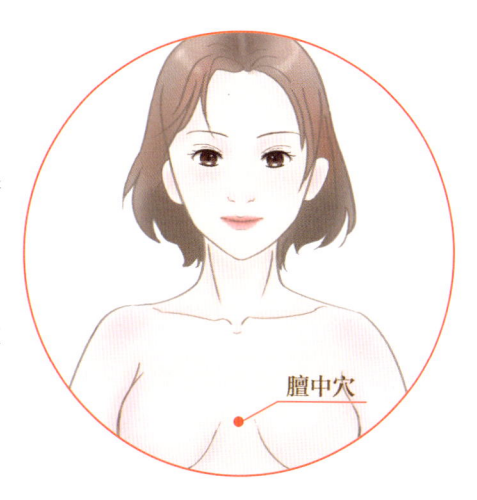

腹式呼吸帮助排出体内湿浊

肺是人体呼吸系统的主要器官，中医有"肺为气之府""肺主气"的说法，肺活量的大小与胸肺部的运动影响着湿浊肺气的排出量，所以增强肺活量就是增强排湿量。而增强肺活量最简单的方式就是从呼吸入手。

腹式呼吸通过膈肌下降，胸廓上下径的增加来增加肺泡的通气量，促使湿气排出。同时，腹式呼吸还可以锻炼腹部肌肉的力量，帮助咳嗽、排痰。

此外，腹式呼吸时腹腔的压力会规律性地增加，可以加快消化道的血液循环，促进胃肠道的消化吸收，加快胃肠蠕动，这样对消化功能有很好的改善作用。

呼吸的时候，右手放在胸部以限制胸部的活动，左手放在腹部肚脐上。放松全身，自然呼吸。吸气，最大限度地向外扩张腹部，使腹部鼓起，胸部保持不动。接着呼气，腹部自然向内朝脊柱方向收缩，胸部保持不动，最大限度地向内收缩腹部，把所有废气从肺部呼出去。开始时每日2次，每次10~15分钟，动作要领掌握以后，可逐渐增加次数和时间。在躺着、坐着、站着或者走路的时候，都可以尝试腹式呼吸。

茶饮清热又化痰

中医认为，茶能消食去腻、降火明目、宁心除烦、清暑解毒、生津止渴，经常饮用对养生大有好处。常饮茶能促进血液循环，提高新陈代谢，使人体细胞充满活力，有效预防痰湿。

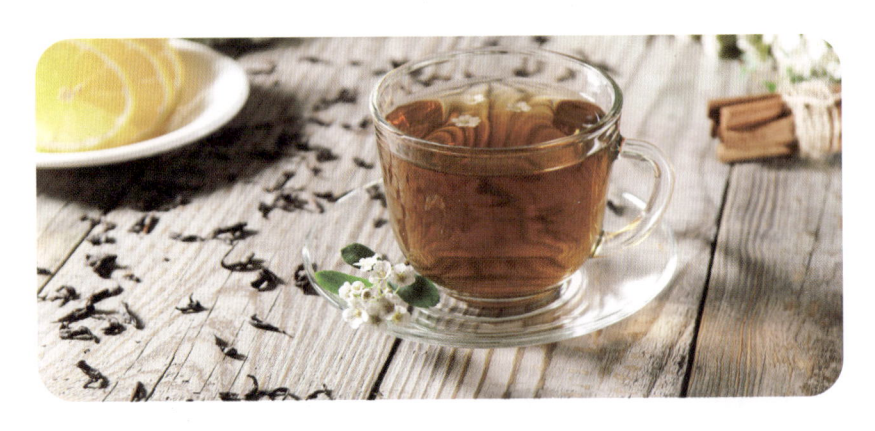

体内痰湿较盛的人很容易患上高血脂，而饮茶能防止血液和肝脏中的脂肪堆累，增加血管壁的弹性，预防动脉硬化和脑出血。同时喝茶还能清热降火，止渴生津。李时珍曾提出"茶苦味寒……最能降火，火为百病，火降则上清矣"，可见喝茶的确有降火清心之效。每天喝一杯茶，可以利水渗湿、通利小便，能明显改善痰湿体质，如果在茶里加入一些祛除痰湿的药材，做成药茶，对改善痰湿体质更有益处。

需要注意的是，喝茶存在诸多讲究。茶性偏寒，适量饮用能够降火健身，但饮茶不当则会伤身。首先，餐前餐后不宜立即饮茶，以免稀释胃液，影响消化。其次，不宜饮用浓茶，因为浓茶中咖啡因含量较高，易刺激中枢神经系统，促使胃蠕动加速，导致胃酸分泌增多，加大对胃黏膜的刺激，长此以往，可能诱发胃溃疡。最后，浓茶还会直接对胃黏膜产生刺激，容易造成胃黏膜损伤。

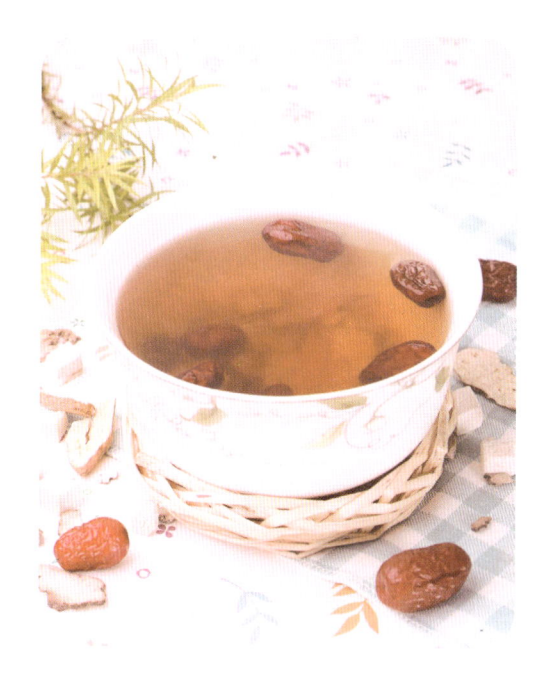

第三章 常见的五种湿气及对症调理

人参茯苓茶

原料：

炙甘草9克，人参、白术、茯苓各15克，红枣10克，姜片适量，白糖20克。

做法：

①砂锅中注入适量清水烧开，倒入备好的炙甘草、人参、白术、茯苓、红枣、姜片，拌匀。
②盖上盖，烧开后用小火煮30分钟至药材有效成分析出。
③揭盖，放入白糖，拌匀，煮至溶化，关火后盛出药茶，装入碗中，待稍微放凉后即可饮用。

山楂陈皮茶

原料：

鲜山楂50克，陈皮10克，冰糖适量。

做法：

①将洗净的山楂去除头尾，再切开，去除果核，把果肉切成小丁备用。
②砂锅中注水烧开，撒上洗净的陈皮，倒入切好的山楂，盖上盖，煮沸后用小火煮约15分钟至食材有效成分析出，揭盖，加入适量冰糖拌匀。
③用中火续煮至糖分完全溶化，关火后盛出煮好的陈皮茶，装入茶杯中即可饮用。

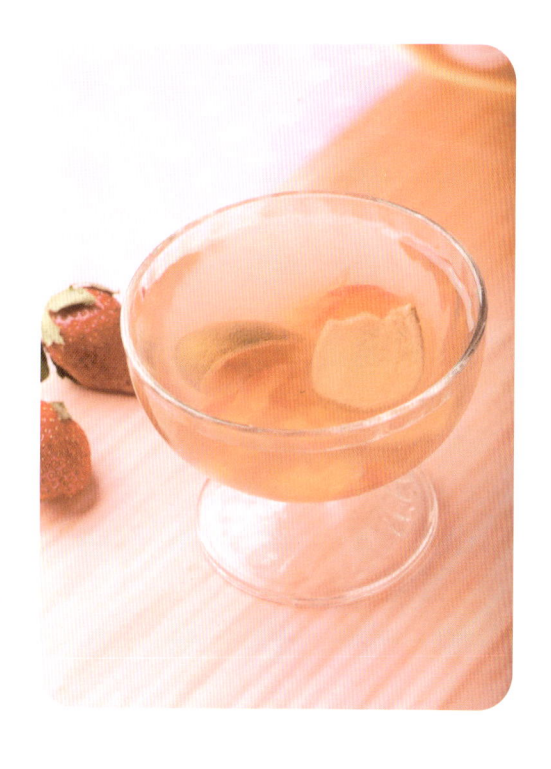

清淡饮食有助改善痰湿体质

痰湿的形成与饮食有很大关系，一般来说，多数痰湿患者爱喝酒，爱吃重盐、重油、重糖的食物，容易壅滞脾气，使脾气日久郁而化热，进而形成痰湿。因此，体内有痰湿的人应该改变以往的饮食习惯，以清淡饮食为宜。

饮食清淡不等于完全素食，完全素食会导致蛋白质和脂肪欠缺，容易影响身体健康，引发各种疾病。所谓饮食清淡，是指低盐、低脂、低糖、低胆固醇和低刺激等饮食。低盐即少食盐，咸能走血，助长火邪，消散肾水真阴。虽然食盐是人体不可或缺的重要物质，但如果吃得多了，就会出现肾阳不足、阴阳失调的情况。脾阳是依靠肾阳的温养作用才能主运化的，如果肾阳不足，就会使脾阳虚弱、运化失常。低脂即少食油脂，因为过量的脂肪是导致肥胖、高血脂、冠心病的元凶。低糖即少食游离糖，因为它不含基本营养素，过量食糖还会影响身体健康。低胆固醇即少食含胆固醇高的动物食品，胆固醇过高可导致动脉硬化和心脑血管病等多种疾病。低刺激即少食辛辣食品，进食过多的辛辣食物易引起胃黏膜出血糜烂，对肠胃造成严重损害。

除了饮食清淡，体内痰湿较重的人平时宜多吃粗粮、少吃细粮，可多吃有健脾利湿、化痰祛痰功能的食物，如荸荠、紫菜、海蜇、枇杷、红枣、白扁豆、红豆、蚕豆、薏仁、山药、鲫鱼等，也可多吃有提升阳气、促进气血循环功效的食物，如茼蒿、洋葱、白萝卜、香菜、生姜等。

在日常饮食中，痰湿体质的人应尽量不吃肥甘厚味，以及酸性的、寒凉的、腻滞的和生涩的食物，这些食物都会损伤脾胃，从而加重体内痰湿生成。

很多人有喝酒的习惯，适当地喝一些酒可以暖胃祛寒，加速气血流通。不过体内痰湿较盛的人不宜喝白酒，因为白酒性温，气热而质湿，最易生痰积湿，喝了白酒会加重体内的痰湿郁积；但可适量饮用红酒，每天喝少许红酒有利于活气活血，调节血糖、血脂。体内痰湿较盛的人不可盲目进补，营养物质摄入过量会导致脾胃不能正常运化，会加重各种因痰湿而引起的症状。

食谱推荐

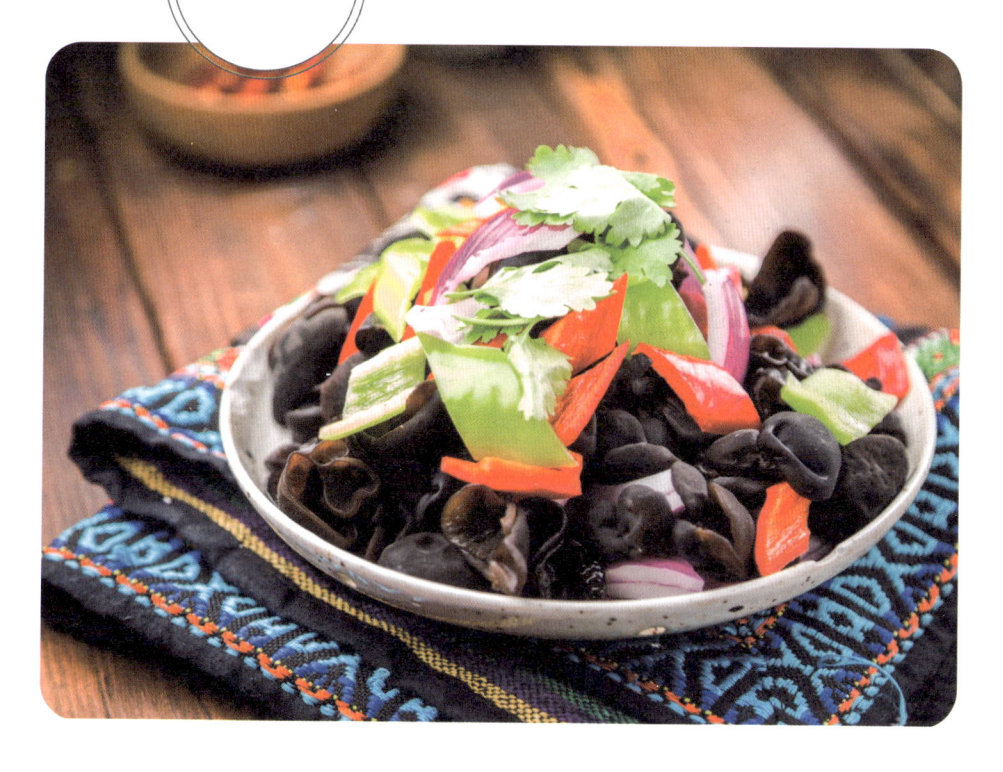

第三章 常见的五种湿气及对症调理

洋葱拌木耳

原料：

木耳200克，洋葱100克，红椒30克，青椒30克，香菜叶5克，盐3克，鸡粉3克，生抽5毫升，陈醋5毫升，辣椒油5毫升，芝麻油5毫升，食用油适量。

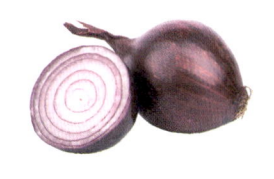

做法：

①洗净的木耳切去根部，切成小块。
②去皮洗净的洋葱切成瓣，再切成小块。
③洗净的红椒、青椒切小块。
④锅中倒入适量清水，用大火烧开。
⑤加入适量盐、鸡粉、食用油。
⑥放入木耳煮3分钟至熟。
⑦倒入切好的洋葱、红椒和青椒，再煮1分钟至熟捞出。
⑧往食材中加入少许盐、鸡粉，淋入生抽、陈醋、辣椒油、芝麻油，拌匀，盛入盘中，撒上香菜叶即可食用。

中医师亲授 祛除湿气百病消

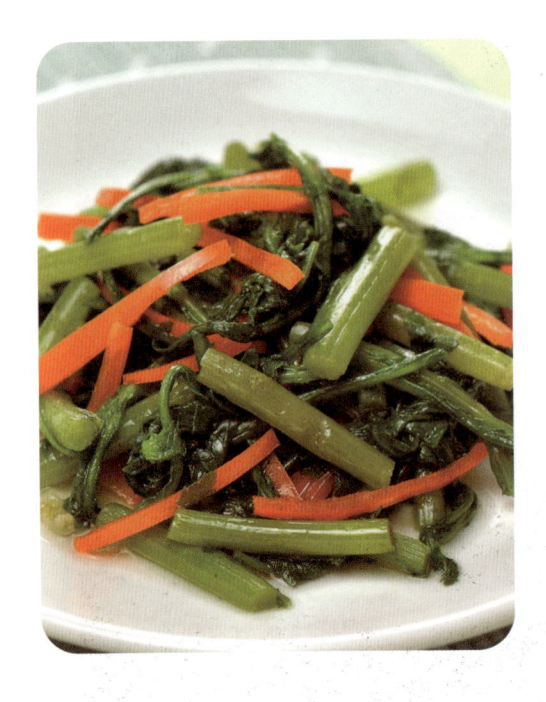

茼蒿胡萝卜

原料：

茼蒿200克，去皮胡萝卜80克，蒜末少许，盐2克，鸡粉2克，生抽5毫升，食用油适量。

做法：

①茼蒿切成等长段，胡萝卜切成丝。
②热锅注油，倒入蒜末爆香。
③倒入胡萝卜炒匀。
④接着倒入茼蒿，加入盐、鸡粉、生抽，炒匀入味。
⑤将食材炒至断生后，盛入盘中即可食用。

山药玉米汤

原料：

玉米粒70克，去皮山药150克，盐2克，鸡粉2克，食用油适量。

做法：

①锅中注入适量清水煮开，倒入玉米、山药，拌匀。
②加盖，中火煮15分钟。
③揭盖，加入适量盐、鸡粉、食用油，拌匀入味。
④关火后将汤汁盛入碗中即可食用。

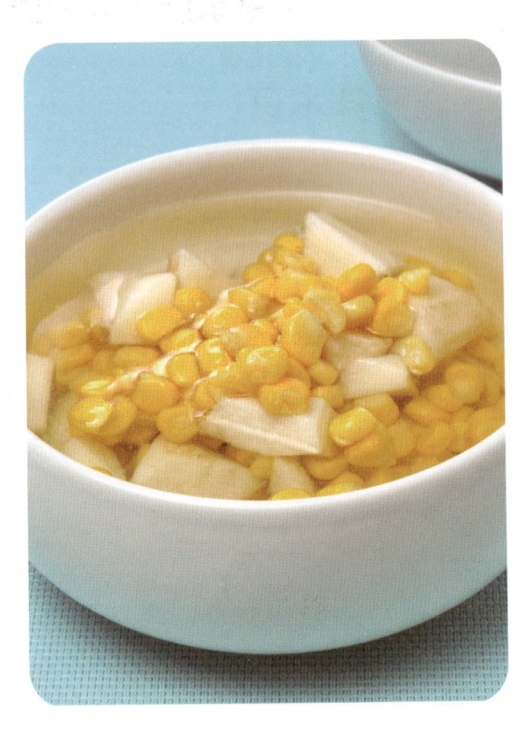

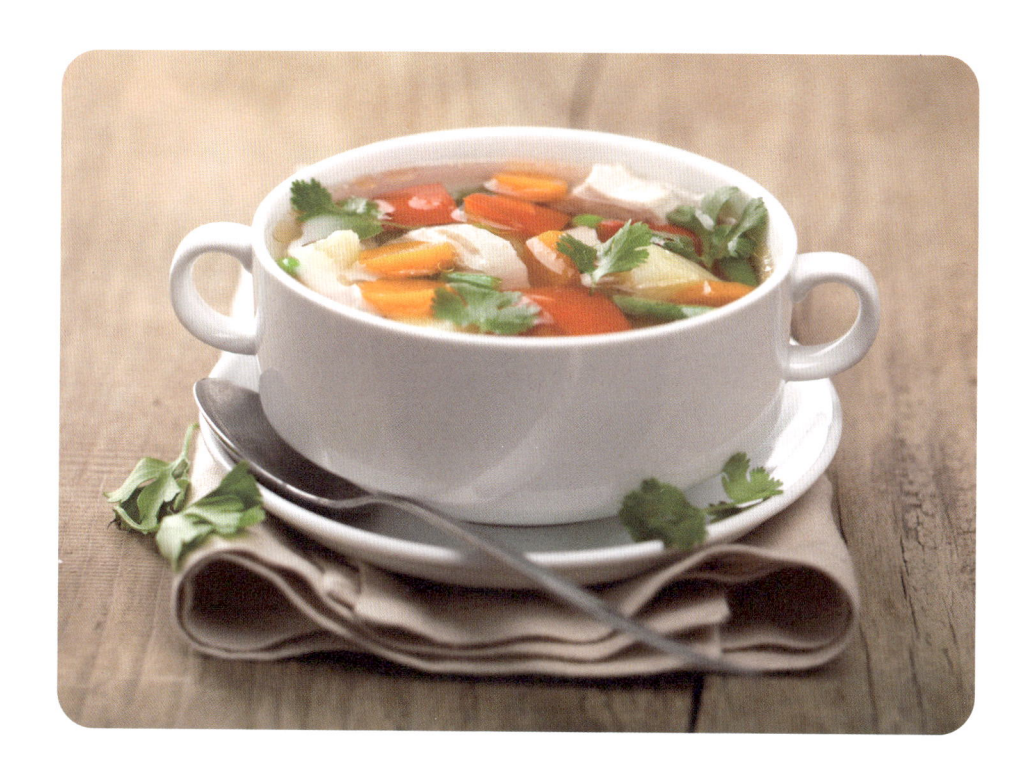

第三章 常见的五种湿气及对症调理

蔬菜鸡肉汤

原料：

净鸡半只，胡萝卜200克，白萝卜200克，姜片3片，香菜少许，盐、鸡粉各适量。

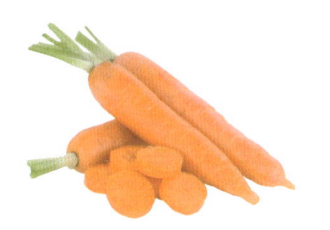

做法：

①胡萝卜、白萝卜洗净去皮，切滚刀块；香菜洗净，切成段。
②净鸡剁成大块，放入沸水锅中氽去血水，捞出沥水。
③砂锅中注水烧热，放入鸡块、姜片，盖上盖，大火煮开后转小火续煮30分钟。
④揭开盖，放入白萝卜、胡萝卜，再盖上盖，继续煮20分钟。
⑤再次揭开盖，加入盐、鸡粉，拌匀调味，撒上香菜段即可食用。

虚湿

中医认为，气血功能紊乱是多种疾病的主要诱因之一。当湿邪侵入人体，若体内元气不足，难以抵御湿邪的侵袭，就会导致脏腑功能逐渐衰退。此时，脾胃之气运行不畅，湿邪无法通过正常的运化功能排出体外，进而形成脾虚湿盛的病理状态，也就是虚湿。

虚湿的表现与寒湿、风湿及痰湿等病理状态均有所不同。虚湿患者常感疲惫不堪，无论是工作、学习还是休闲活动，都容易感到体力不支；全身倦怠乏力；尽管食量不大，但身形却偏胖；面色暗淡无华；腹部容易胀满，容易犯困，且言语不多。此外，虚湿患者的身体免疫力较低，容易感冒。

虚湿症状

如何判断自己体内是否出现了虚湿的情况呢？
- 看头部：经常觉得头痛、头胀，头沉重如裹，眼睛干涩。
- 看形体：肢体怠倦、懒得动，肌肉麻木，抽筋，爱出汗，易感冒。
- 看舌苔：舌苔薄白或白腻。
- 看胃肠：食欲不振，口渴喜热饮，常觉恶心、腹胀、腹痛。
- 看月经：月经不调，痛经，月经量过多或过少。

阳气弱，湿邪侵

中医学上的"气"是个非常重要的概念。俗话说"人活一口气"，这口气就源自于肾中的先天元气。元气是人体本源之气，包括了元阴之气（阴气）和元阳之气（阳气），是由先天之精化生而来的，又靠脾胃后天化生的

第三章 常见的五种湿气及对症调理

水谷精微、肺吸进来的氧气不断补充，推动并促进人体的生长发育，脏腑的运转，水谷精微地运输、传递和排泄。人体之气是人体内活动力很强、运行不息的极细微物质，是构成人体和维持人体生命活动的基本物质之一。

气运动不息，推动和调控人体内的新陈代谢，维系人体的生命进程，气的运动停止意味着生命的终止。

现代人由于生活习惯的改变，大多数人经常用脑过度、长期熬夜，常吃冰镇冷饮、肥甘厚味，而且天天在办公室久坐不动，平时也缺少运动，这些行为都会损耗阳气，使我们体内的阴阳之气失去平衡，变得阴盛阳衰，令元气变得衰弱。尤其是现在许多女孩子为了减肥而过度节食，更是大伤阳气。

就后天而言，食物和运动是人体元气的两大补充源。如果长期节食，元气补充源就会变得不足，加上平时运动少，人体内的这口"气"也会变虚、变弱，湿邪也就趁机入侵，并且留在我们的身体内，使体内气机运行受到阻滞，进而产生瘀积。

一般情况下，如果我们体内的元气充足，体内有阳气的守护，就有了足够抵御外邪的力量，就算受到湿邪的侵犯，也能把它"赶"出体外。所以中医认为，养生的真谛就在于固护阳气、保养元气，如此才能达到健康长寿的目的。

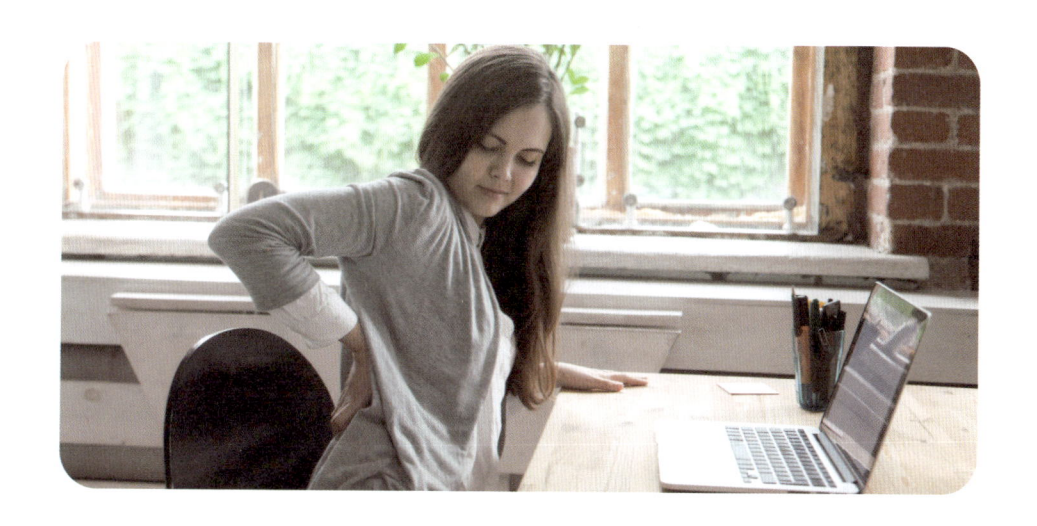

多吃粗粮补充元气

对于虚湿体质的人来说，饮食选择需谨慎。这类人群体质较弱，体内气息不足，脏腑功能，尤其是肺脏和脾脏的功能相对较弱。他们对寒热食物的敏感性较高，如苦瓜、胡椒等，稍多食用便可能引发身体不适。

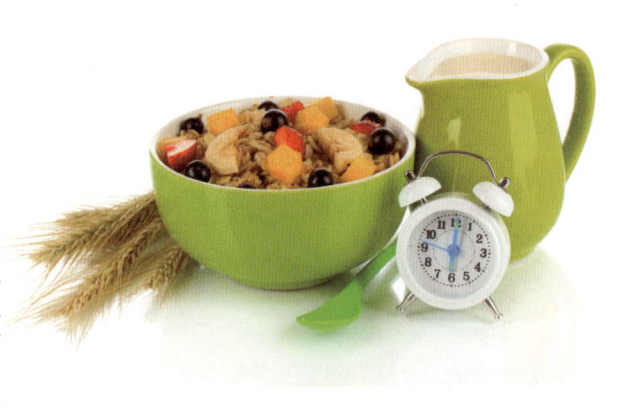

由于虚湿体质者本身气不足或存在气滞现象，因此应避免食用行气、破气、耗气的食物，如白萝卜、山楂、槟榔和柿子等。这些食物可能会将体内之气降至人体低处，从而加重气虚症状。

同时，虚湿体质的人也不宜过量饮用咖啡和浓茶。咖啡和浓茶中的咖啡因会兴奋大脑中枢神经，加快心脏跳动频率。而虚湿体质者气血本就不足，这无疑会增加身体的耗损，使病情加重。

为了有效补充体内元气，虚湿体质者平时可以多吃粗粮。未经精细加工的粗粮保留了丰富的营养物质，蛋白质的利用率较高，是补充元气的良好食物来源。此外，粗粮中富含的膳食纤维能够促进肠蠕动，缩短粪便在肠道内的停留时间，起到润肠通便的作用。然而，过多食用粗粮可能对肠胃造成刺激，因此补充膳食纤维要适量。最好将粗粮与细粮搭配食用，例如将七分精米和三分糙米混合均匀煮熟后食用，这样既能防治便秘，又能使身体吸收更全面、更丰富的营养成分。通过合理的饮食搭配，虚湿体质者可以更好地调理身体，提升健康水平。

太溪穴——强身健体的"补肾穴"

虚湿体质的人常因体内元气亏虚而感到疲倦，加之体内湿气滞留，往往伴有四肢酸软、精神不振、懒于活动等表现。定期按摩太溪穴，不仅能有效缓解这些症状，还有助于恢复体内元气，提升整体活力。

"太"是大的意思，"溪"是溪流的意思，"太溪"的意思是指肾经水液在此形成较大的溪水。它是足少阴肾经的腧穴和原穴，腧穴就是本经经气汇聚之地，而原穴也是本经经气较大的"中转站"，太溪穴将其合二为一，所以此处肾经的经气最旺。肾是人体的先天之本，人体的元阴和元阳都源于它，所以肾是人体元气之源。经常按太溪穴，能明显提高肾功能，起到滋肾阴、补肾气、壮肾阳、理胞宫的效果，因此人们常把太溪穴视为修复先天之本的要穴。

● **位置：** 位于足内侧，内踝后方，内踝尖与跟腱之间的凹陷处。

● **方法：** 以食指指腹为着力点，按压太溪穴，会有酸胀或疼痛感，以酸胀感为好。每天早晚各按压1次，每次3~4分钟。

● **功效：** 滋阴益肾。

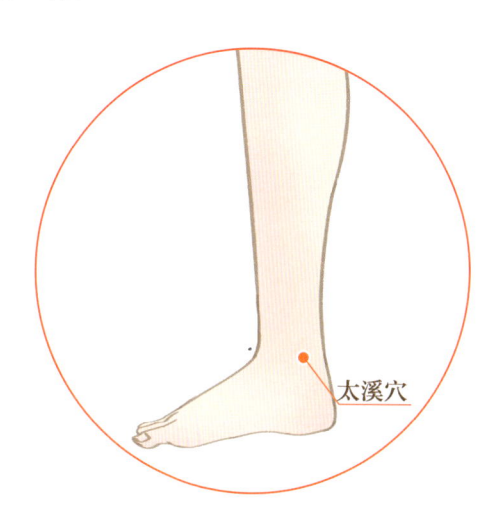

艾灸气海穴，益气助阳抗虚劳

虚湿的人很容易头晕，普遍血压偏低，因为体内气不足，提不起劲儿，所以会经常感到疲倦、怠惰、无力，整个人比较慵懒，能躺就不坐，能坐就不站，能坐车就不走路，能走路绝不跑，长期下去，不仅体力会下降，身体的免疫力也会降低。因此，虚湿的人应重视补气祛湿。那么要如何做才能让补元气与除湿邪同时进行呢？中医有句话叫作"补气找气海"，可见气海穴是补气的要穴。当我们的体内有了湿邪，最简单的方法是经常艾灸气海穴。

气海属任脉，任脉水气在此吸热后气化胀散，如同气之海洋，故得名气海。中医认为，气海穴为先天元气汇聚之处，宜补不宜泻，常灸此穴能益气助阳、培元补虚、祛除湿邪，推动滋养周身气血。此外，气海穴对于由阳气不足、人体元气缺乏导致的虚寒性体质，具有扶正固本、调经固精、培元补虚的功效，被称为"人体生气之源"。

不过要注意的是，孕妇不可艾灸或按摩此穴，否则可能对胎儿的健康不利，导致严重的不良后果。

- **位置：** 位于下腹部，前正中线上，肚脐下1.5寸。
- **方法：** （1）取站位，拇指点压气海穴3分钟左右。

（2）将艾条的一端点燃，于气海穴一定距离处悬停，不间断地进行熏灼。每天艾灸1次，每次10~20分钟。10次为一个疗程，坚持两三个疗程即可。

- **功效：** 益气助阳，扶正固本。

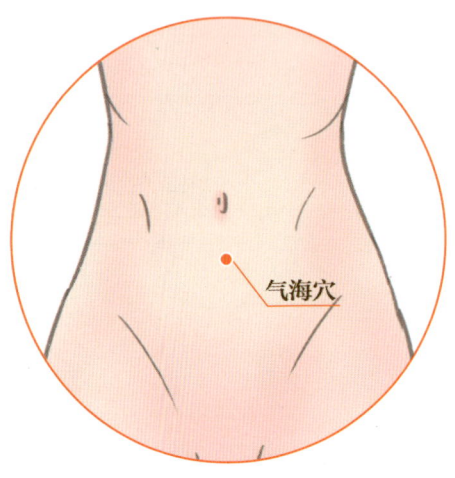

加强锻炼，阳气足、体质好

虚湿之人往往全身倦怠、缺乏动力，且极易感到疲劳。他们不爱运动并非因为生性懒惰，而是体内水湿过剩，影响了脾胃的升清功能，进而阻碍了阳气在体内的分布。当头部阳气不足且水湿过多时，就会感到头昏脑涨，精神萎靡，不想活动；若湿邪侵犯四肢，四肢就会出现酸楚、沉重和乏力之感。而且虚湿体质者通常体力欠佳，肌肉松软，稍一运动便气喘吁吁，这也导致他们愈发不愿运动。

中医认为"动生阳"，适量运动对于提升阳气、排除湿气大有裨益。对于养生保健而言，运动更是不可或缺的一环，因为它能增强肺活量，促使身体自然生发阳气，有效改善虚湿体质。然而，气虚者体力有限，因此运动量需适度，并选择温和的运动方式，如散步、太极、瑜伽等。每次锻炼时长不宜过长，建议每日锻炼2~3次，每次10~20分钟。此外，健步走也是一种极佳的运动方式，它不受时间、地点限制，行走速度与运动量适中，既能有效锻炼身体，又不会给身体带来过大负担。

健步走的姿势要求抬头、挺胸、收腹，双手轻握拳，肘部弯曲约90度，以肩关节为轴，随着步伐自然前后摆臂。同时腿向前迈，踏脚时先脚跟着地，再过渡到前脚掌。在健步走过程中，呼吸要均匀，若出现胸闷或气短的情况，应立刻休息或减慢速度。每日进行健步走锻炼，能够提升心肺功能与耐力，祛除湿气，生发阳气，实现健康养生的目的。

饮食补虚促健康

气虚湿盛的人常感疲惫不堪，食欲不振，胃口欠佳，并常伴随腹胀之感。因此，这类人群在进餐时应采取细嚼慢咽的方式，避免急促吞咽，以减轻肠胃负担，促进消化吸收，预防便秘。他们适宜食用易于消化的软烂食物，如杂粮粥、大米粥等。同时，也可以选择一些能够提振食欲的食物，但需避开山楂与乌梅。尽管山楂与乌梅具有开胃消食的功效，但山楂的行气破气作用会加剧气虚状况；而乌梅则可能伤及脾胃，考虑到虚湿体质者脾胃多虚弱，长期食用山楂与乌梅不仅损害脾胃，还会耗损体内元气。

在饮食上，气虚湿盛者建议多摄入具有益气健脾功效的食材，如南瓜、红薯、山药、芡实、茯苓等。此外，还可以选择性质平和偏温、具有滋补作用的蔬果杂粮进行饮食调养。水果方面，青枣、葡萄干、苹果等都是不错的选择；蔬菜方面，玉米、豇豆、胡萝卜、红薯等也很适宜；而谷物类则可以选择粳米、小米、燕麦等。

气虚湿盛者体质相对较弱，日常生活中需注意劳逸结合，避免熬夜劳累，确保三餐定时定量。同时，应坚持适合自己的运动方式，多到户外活动，呼吸新鲜空气，以促进体内浊气的排出。此外，还需注意保暖，避免遭受风寒侵袭。

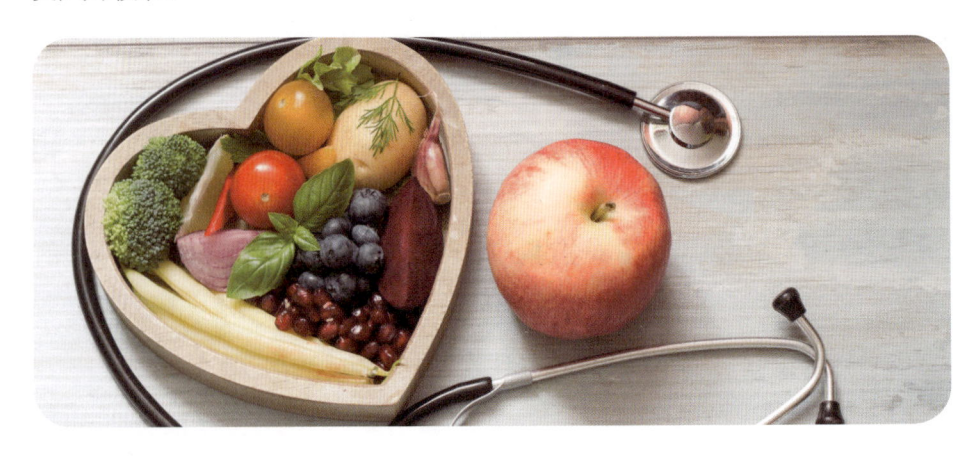

食谱推荐

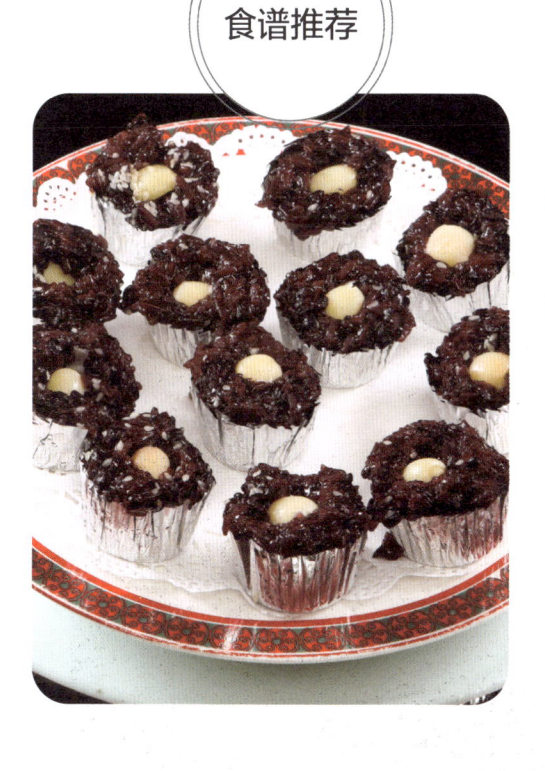

第三章 常见的五种湿气及对症调理

布衣黑米糕

原料：

水发黑米200克，水发莲子80克。

做法：

①取适量泡好的黑米放入模具中。
②在上面放一个洗好的莲子。
③将做好的米糕生坯放在蒸盘中，待用。
④蒸锅中注入适量清水烧开，放入蒸盘。
⑤盖上盖，用大火蒸40分钟至食材熟透。
⑥揭盖，取出蒸好的米糕即可食用。

燕麦红薯粥

原料：

红薯150克，水发大米90克，燕麦90克，姜丝适量，盐3克，鸡粉3克。

做法：

①洗好去皮的红薯切厚片，再切条，改切成小块，备用。
②砂锅中注入适量清水，烧开。
③倒入备好的大米、燕麦、红薯，拌匀。
④盖上盖，烧开后用小火煮40分钟至食材熟透。
⑤揭盖，放入盐、鸡粉、姜丝，拌匀。
⑥关火后盛出煮好的粥，装入碗中即可食用。

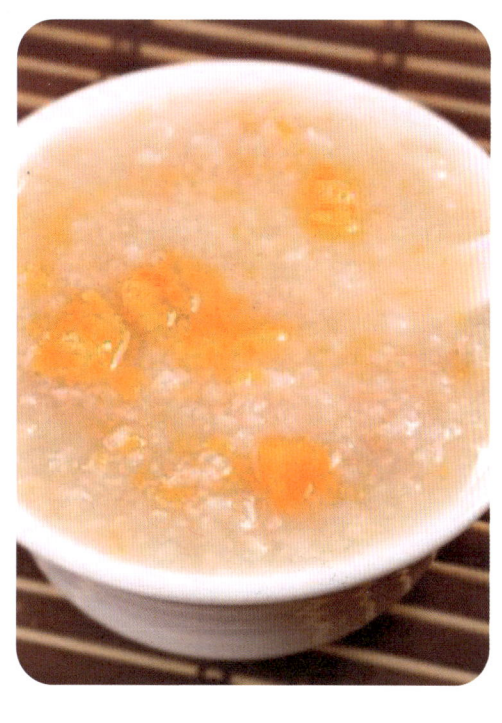

中医师亲授 祛除湿气百病消

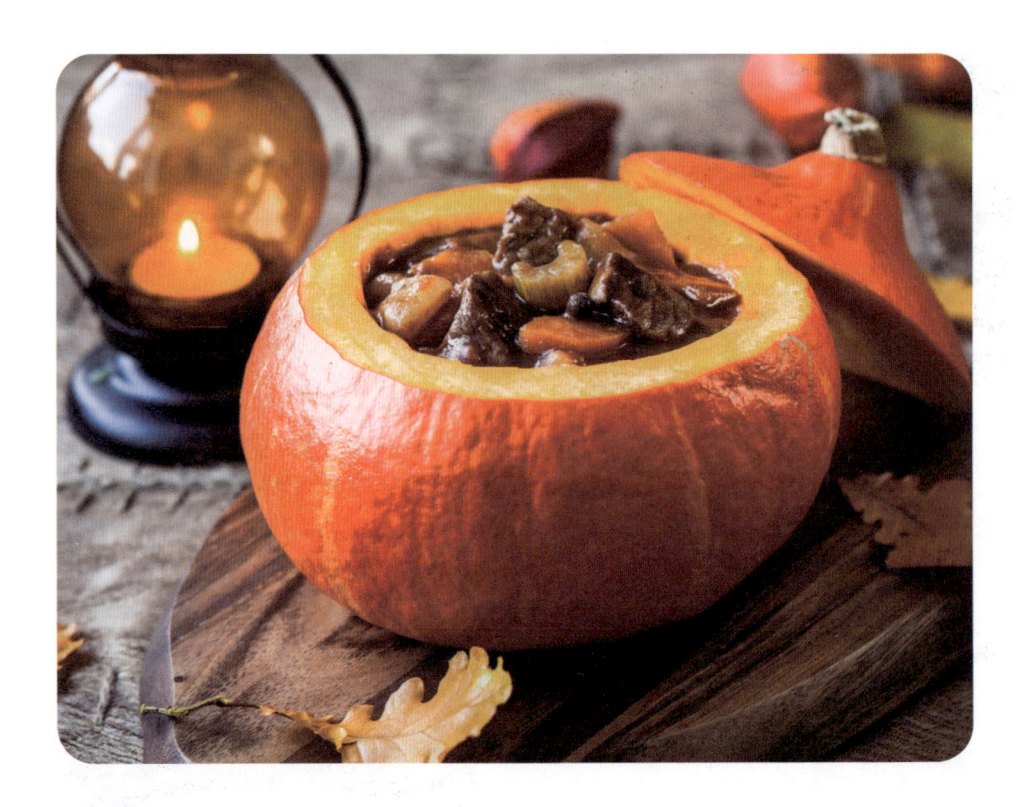

南瓜烩牛肉

原料：

南瓜1个，牛肉300克，胡萝卜100克，芹菜100克，盐3克，鸡粉3克，花椒少许，料酒5毫升，生抽5毫升，老抽5毫升。

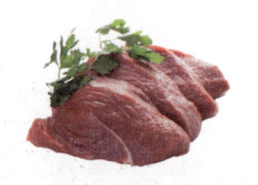

做法：

①胡萝卜去皮，切成块；芹菜切成段。
②南瓜从顶部切开，掏空，做成南瓜盅，顶部留着备用。
③牛肉洗去血水，用高压锅压熟，切成块。
④把胡萝卜、芹菜放入砂锅中，倒入牛肉块，加入水、盐、鸡粉、花椒、料酒、生抽、老抽，拌匀，煮沸后续煮约10分钟。
⑤把牛肉和汤盛入南瓜盅，将南瓜顶部盖在南瓜盅上，放入蒸锅蒸30分钟即可食用。

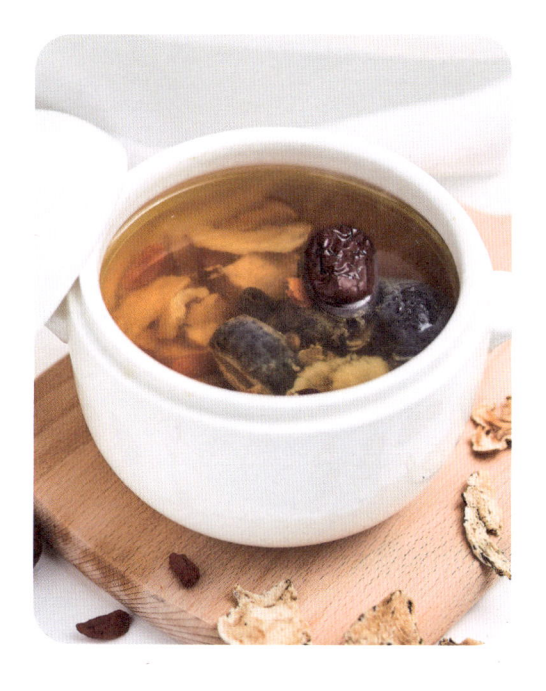

第三章 常见的五种湿气及对症调理

乌鸡汤

原料：

乌鸡块200克，山药片30克，红枣20克，枸杞子10克，黄芪5克，盐3克。

做法：

①将乌鸡块放入沸水锅中，汆去血水和脏污，待用。
②砂锅注水烧开，放入乌鸡块，再放入山药片、红枣、枸杞子、黄芪，拌匀，盖上盖，用小火煲90分钟。
③揭开盖，放入少许盐，拌匀调味即可食用。

薏米大麦南瓜饭

原料：

薏米50克，大麦50克，南瓜100克，山药100克。

做法：

①薏米、大麦分别淘洗干净，加清水浸泡3小时，捞出沥干水分。
②南瓜、山药分别洗净，切小丁备用。
③电饭煲中加入泡好的薏米、大麦，加入适量清水，加入南瓜、山药丁，加盖按下煮饭键，待饭熟即可。

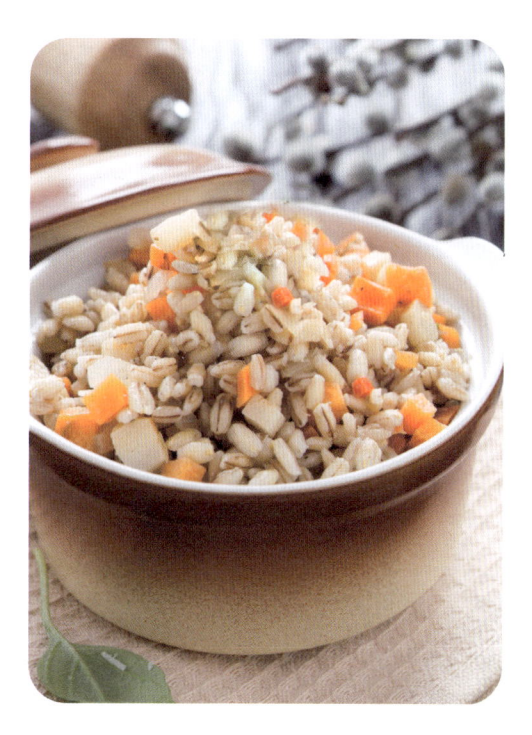

扫码查看

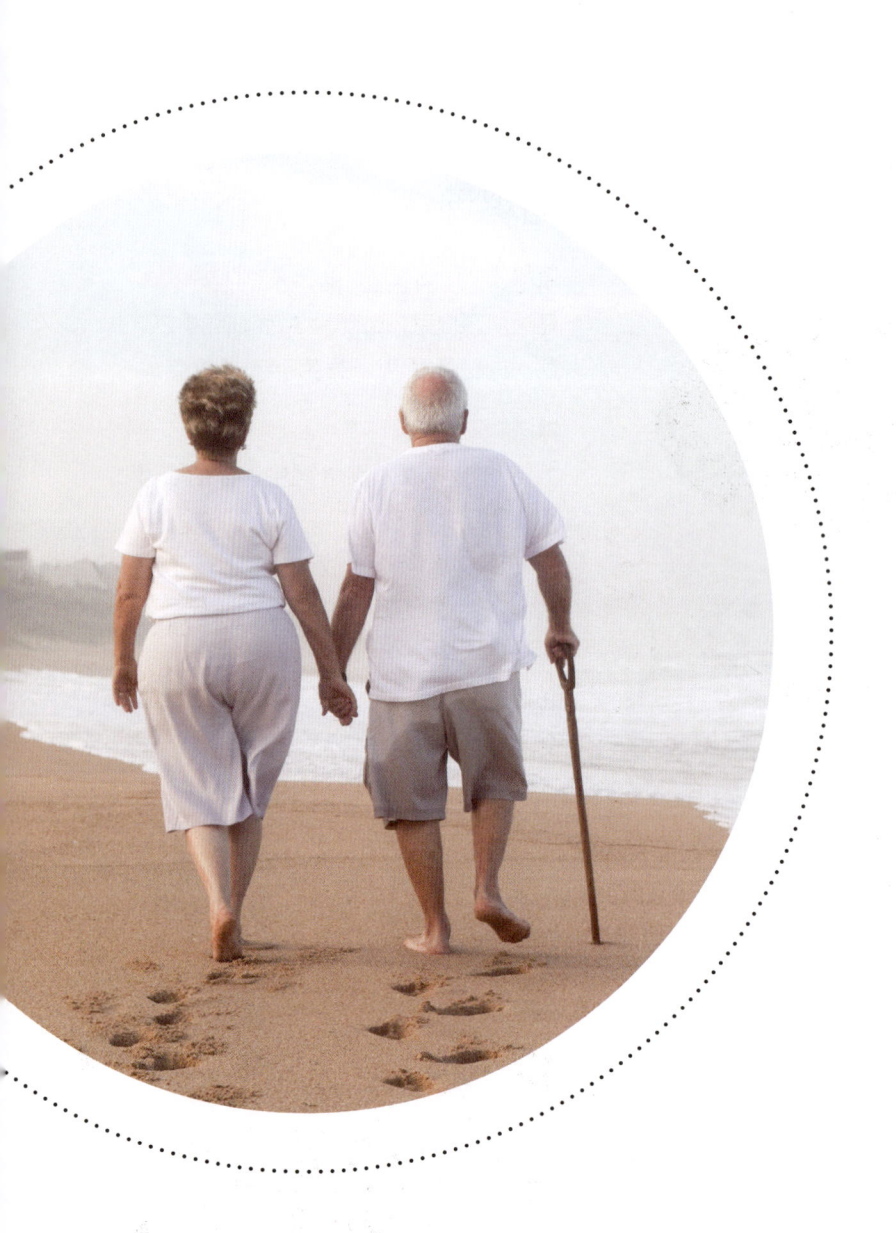

- AI健康规划师
- 祛湿妙招
- 药食同源课堂
- 中医养生精要

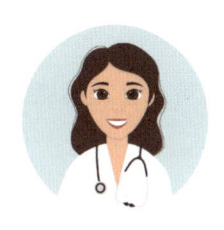

第四章 由湿气导致的常见病对症疗养

湿邪伤人，外至皮肤、肌肉、经脉、关节，内至五脏六腑。当湿停聚于身体内的某处时，就会产生不同的症状。祛湿是应对身体各种小毛病的关键，抓住不同湿邪的特点，阻断湿邪的源头，使湿邪无处藏身，疾病便不会再上身。

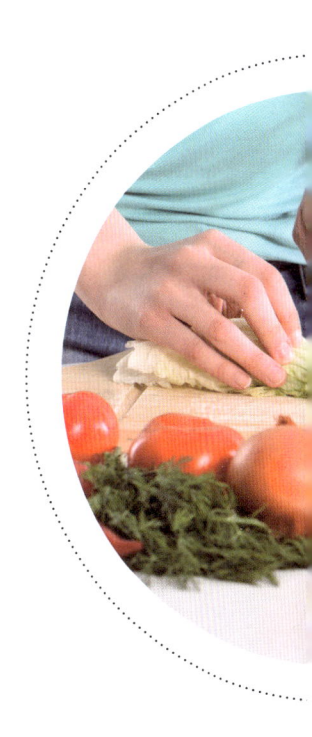

慢性腹泻

慢性腹泻是指病程在2个月以上的腹泻,或间歇期在2~4周内复发的腹泻。其临床表现有大便次数增多,便稀或不成形,有时伴有黏液或脓血。

中医认为腹泻多因外感寒湿或内伤脾胃。不良生活习惯,如饮食偏生冷、喜食肥甘厚腻之品、暴饮暴食,夏季常吹空调,缺乏运动等,会损伤脾胃的运化功能。脾胃负责运化水谷精微,其功能减退会使水湿滞留胃肠道,从而引发腹泻等症状。治疗慢性腹泻应以补益脾胃为主,因为湿邪是诱因,脾胃虚弱是根本。

睡前摩腹,调整脾胃运化功能

摩腹是对腹部按照一定规律进行按摩,能够对脾胃运化产生调整作用,在促进消化的同时还能补益气血。摩腹常被应用于辅助治疗多种脾胃相关的病症。对于慢性腹泻而言,通过摩腹可以增强脾胃的运化能力,改善肠道的传导功能,从而缓解慢性腹泻的症状,减少腹泻次数。

摩腹方法

- 坐位或卧位,自然呼吸。
- 双手叠掌置于脐下腹部,左手掌心贴腹,右手覆左手上,以脐为中心,两手绕脐画圈,由小至大。
- 男子先按顺时针方向做螺旋式转摩50圈,再沿逆时针方向转摩50圈,叠掌回至原处。
- 女子则先沿逆时针方向由小至大转摩50圈,再按顺时针方向由大至小转摩50圈。

- 全过程需 6~10 分钟。摩腹完毕后，可起身散步片刻。

摩腹应匀速、缓慢且柔和。通常在进食半小时后操作，不可空腹进行。当运用摩腹疗法辅助治疗慢性腹泻时，还需注意合理饮食，避免暴饮暴食以及过度食用油腻、生冷食物。若出现急性腹痛、绞痛等情况，应及时就医以明确病因，不可随意采用摩腹方式来治疗，以免延误病情。

艾灸脾俞和天枢，调和脾胃

对脾俞穴与天枢穴进行艾灸，具有温煦阳气、滋养脾脏、制止腹泻的作用，能减轻腹泻、腹痛等由脾胃虚寒引发的不适症状。

脾俞穴

- **位置：** 位于人体背部，第十一胸椎棘突下，旁开 1.5 寸。
- **方法：** 点燃艾条，在脾俞穴上方约 3 厘米处进行固定熏灸，以皮肤无灼痛感为宜，每次灸 10~15 分钟。
- **功效：** 利湿升清，健脾和胃，益气壮阳。

天枢穴

- **位置：** 位于腹正中部，肚脐旁开 2 寸。
- **方法：** 点燃艾条，在天枢穴上方约 3 厘米处进行固定熏灸，以皮肤无灼痛感为宜，每次灸 10~15 分钟。
- **功效：** 调中和胃，理气健脾，和营调经。

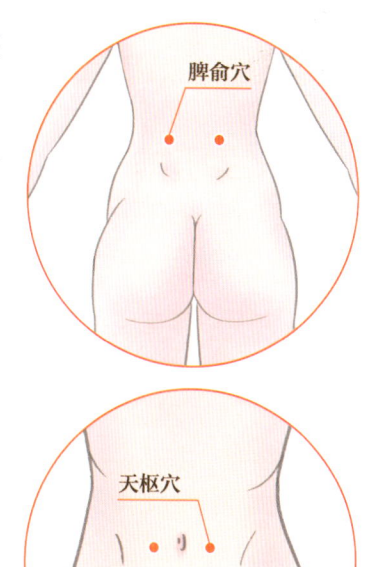

中医师亲授 祛除湿气百病消

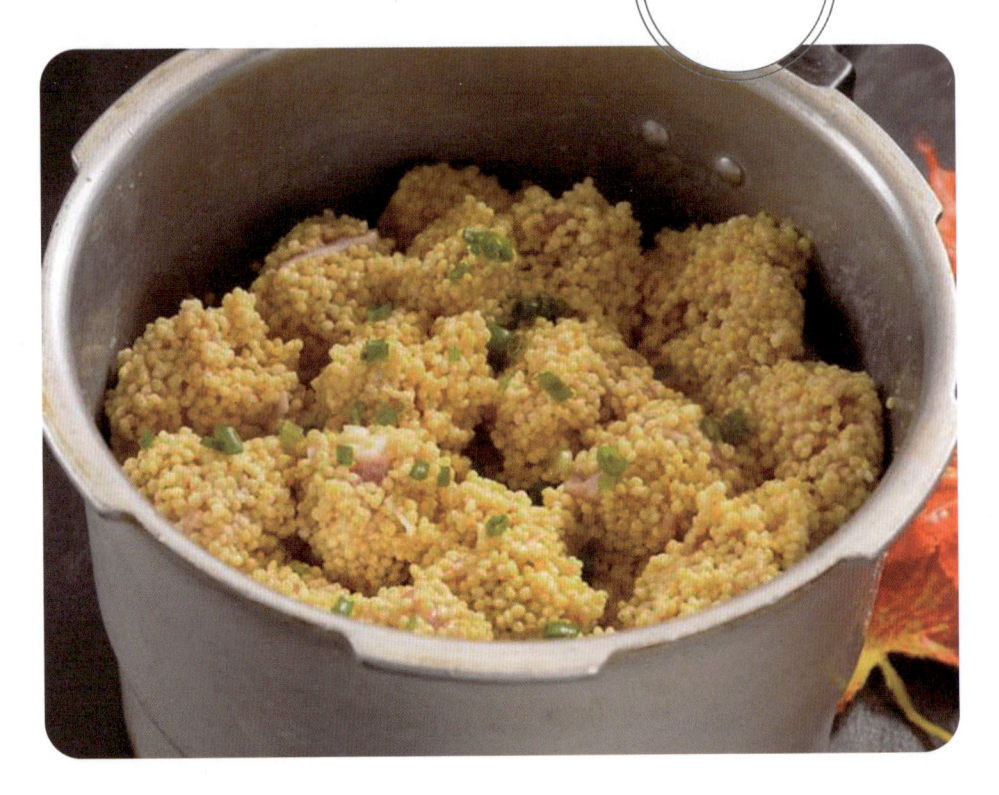

食谱推荐

小米高压排骨

原料：
排骨400克，水发小米90克，葱花、姜片、蒜末各适量，盐3克，鸡粉3克，生抽5毫升，料酒5毫升，生粉5克，芝麻油5毫升。

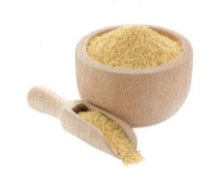

做法：
①将洗净的排骨段装入碗中，放入备好的姜片、蒜末。
②加入盐、鸡粉，撒上生粉，拌匀，再淋入少许生抽、料酒，充分拌匀至入味。
③将排骨段夹到装有小米的碗中，翻滚至排骨表面均匀沾上小米。
④淋入少许芝麻油，拌匀，腌渍一会儿。
⑤取一个干净的盘子，倒入腌渍好的排骨，叠放整齐，待用。
⑥高压锅放置在灶台上，将码好排骨的盘子放入。
⑦盖上锅盖，用中火压20分钟至食材熟透。
⑧揭下锅盖，取出压好的排骨。
⑨趁热撒上葱花即可食用。

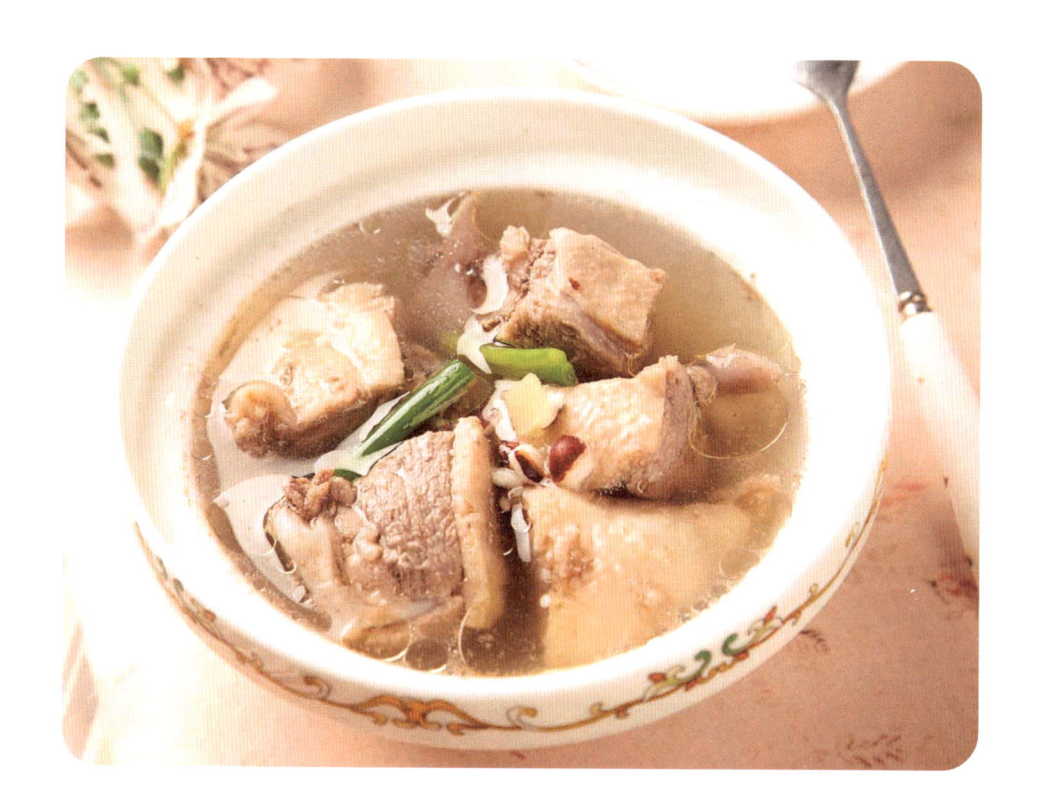

芡实炖老鸭

原料：

鸭肉500克，芡实50克，姜片、葱段各少许，盐2克，鸡粉2克，料酒10毫升。

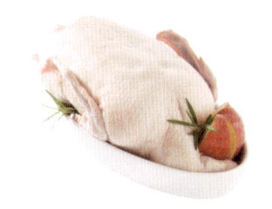

做法：

①锅中注入适量清水，用大火烧开，倒入切好的鸭肉，淋入料酒，略煮，汆去血水。
②将汆煮好的鸭肉捞出，沥水待用。
③砂锅中注水，用大火烧热，倒入备好的芡实、鸭肉，再加入料酒、姜片，盖上锅盖，烧开后转小火煮1小时至食材熟透。
④揭开锅盖，放入葱段，加入少许盐、鸡粉，搅拌片刻至食材入味。
⑤关火后将炖煮好的鸭肉盛出，装入碗中即可食用。

咳嗽多痰

湿邪，作为六邪之一，其性质黏腻、重浊，易阻滞气机，一旦侵入人体，便易干扰人体的水液代谢过程，影响气血运行。当湿邪侵袭人体，特别是肺部时，会导致肺脏功能失调，进而引发咳嗽多痰的症状。

湿邪导致的咳嗽多痰症状多样。患者往往咳痰频繁，痰液质地较为黏腻，色白或微黄，有时感觉痰液在喉咙处难以咳出，即便咳出后，很快又有痰产生。咳嗽声重浊，常伴有胸闷之感，仿佛胸口被重物压迫。而且，这种咳嗽在潮湿天气或进食生冷、肥甘厚味食物后会加重。

中医认为，肺为储痰之器，负责调节水湿代谢。当湿邪侵入肺部，会影响肺气的宣发肃降，使得痰液滋生。这些痰液不仅包括有形之痰，即我们能咳出的痰液，还包括无形之痰，即痰液在体内积聚所引发的一系列症状，如胸闷、气短等。

湿邪导致的咳嗽多痰，往往与脾、肝、肾等脏腑的功能失调密切相关。脾脏主运化水湿，若脾虚失运，则水湿内生，易形成痰湿。肝脏主疏泄，若情志不畅，肝气郁结，也会化火生痰。肾脏主水液代谢，若肾气不足，则水液排泄不畅，同样易形成痰湿。

在治疗时，中医强调整体调理，不仅要宣肺化痰，还要健脾祛湿、疏肝解郁、温补肾阳等。通过调整脏腑功能，恢复气血运行，从而达到消除痰湿、止咳平喘的目的。在日常生活中，患者还需注意避开湿邪环境，保持居住环境干燥通风，饮食上减少生冷、肥甘厚味食物的摄入，以防湿邪加重。

按摩三大保健穴，提升肺气、化痰止咳

肺气的宣发肃降对于保持呼吸顺畅和水液代谢正常至关重要，而按摩迎香、太渊、丰隆这三大穴位有助于提升肺气。

第四章 由湿气导致的常见病对症疗养

迎香穴属于手阳明大肠经，而肺与大肠相表里。按摩迎香穴可调节大肠经气血，进而促使肺气宣发顺畅，缓解因肺气不宣导致的咳嗽多痰症状。太渊穴是手太阴肺经的原穴，为脏腑之气经过和留止之处。按摩太渊穴能够补益肺气，使肺气充盈。丰隆穴则主要通过调节脾胃来实现化痰止咳的功效。

迎香穴

- **位置：** 位于鼻翼外缘中点旁，鼻唇沟中。
- **方法：** 用食指指腹按揉迎香穴，力度适中，每次按揉1~3分钟。
- **功效：** 通窍利鼻，宣发肺气。

太渊穴

- **位置：** 位于腕前区，桡骨茎突与舟状骨之间，拇长展肌腱尺侧凹陷中。
- **方法：** 用拇指指腹按揉太渊穴，力度适中，每次按揉3~5分钟。
- **功效：** 补益肺气，止咳平喘。

丰隆穴

- **位置：** 位于小腿前外侧，外踝尖上8寸，条口穴外1寸，距胫骨前缘二横指（中指）。
- **方法：** 用拇指指腹按揉丰隆穴，力度适中，每次按揉3~5分钟。
- **功效：** 调和脾胃，化痰湿。

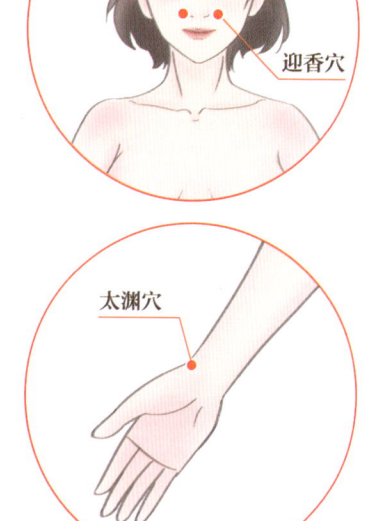

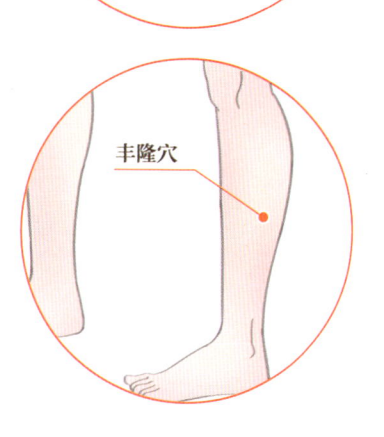

中医师亲授 祛除湿气百病消

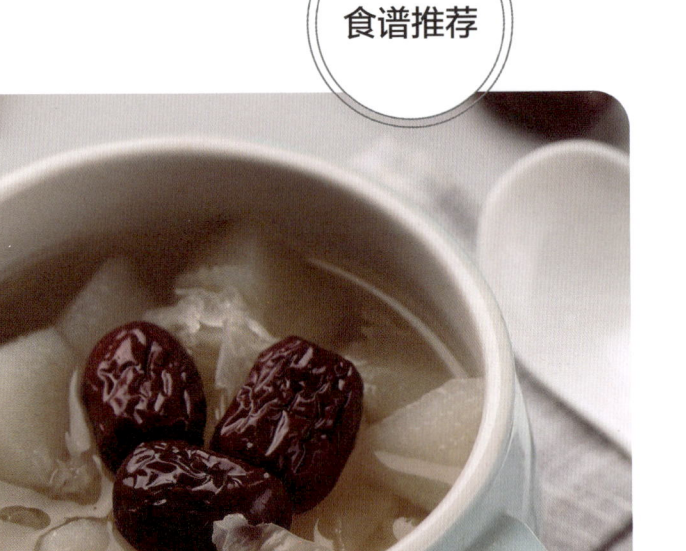

食谱推荐

冰糖雪梨炖银耳

原料：
水发银耳150克，去皮雪梨半个，红枣5颗，冰糖8克。

做法：
①水发银耳去除根部，切小块。
②雪梨洗净，取果肉，切小块。
③炖锅中加入适量的清水，放入银耳，大火煮开后转小火煮30分钟。
④放入雪梨块和洗净的红枣，小火炖20分钟。
⑤加入冰糖，搅拌均匀，煮至冰糖完全融化即可。

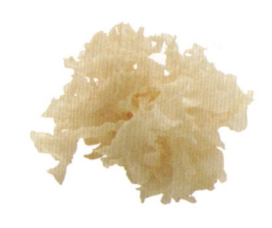

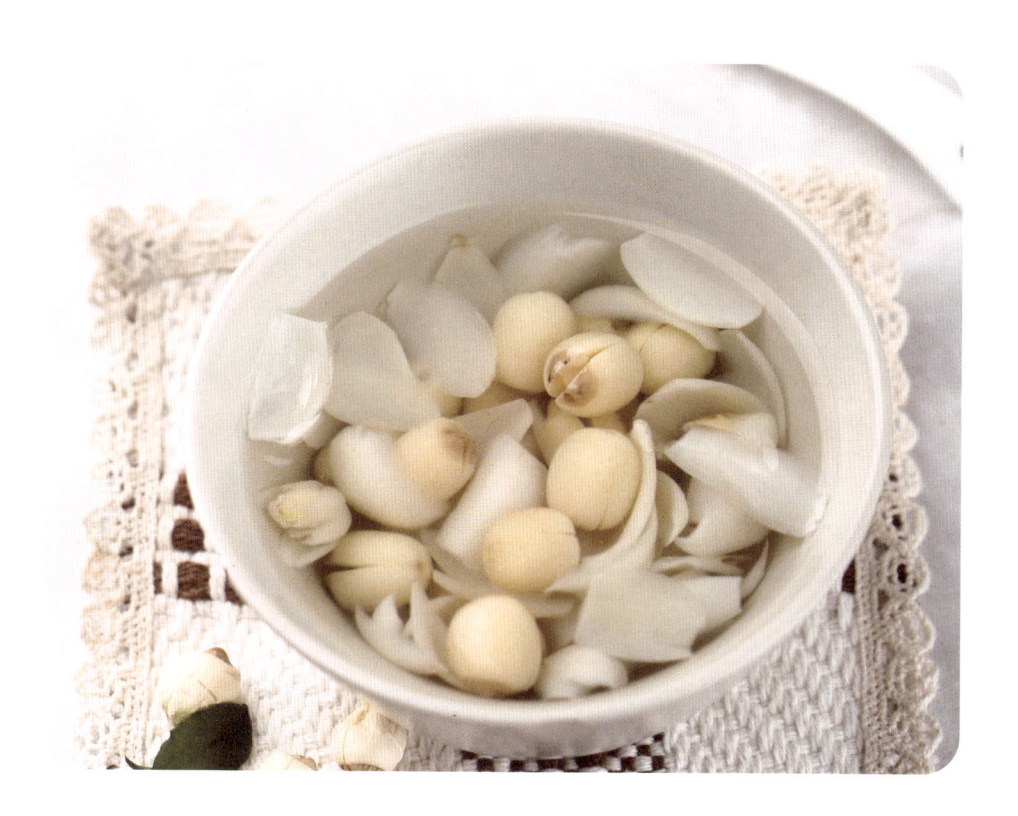

第四章 由湿气导致的常见病对症疗养

莲子百合汤

原料：
鲜百合35克，水发莲子50克，冰糖适量。

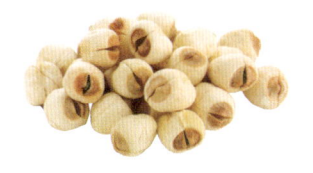

做法：
①鲜百合逐片掰开，去除表面的杂质，洗净。
②水发莲子洗净后去除莲心。
③把处理好的水发莲子放入炖锅中，加入适量清水，大火烧开后转小火煮30分钟。
④放入鲜百合，小火继续煮15分钟，
⑤加入适量冰糖，搅拌均匀，煮至冰糖完全融化即可。

自汗、盗汗

出汗是人体的一种正常生理现象，每个人都会出汗。在天气炎热、进行运动或食用辛辣食物时出汗，是身体自然的调节反应，属于正常现象。然而，如果在静止时、轻微活动甚至无活动时大量出汗，则属异常。

在中医理论中，异常出汗被细分为自汗与盗汗两大类。自汗，指的是即便在静态或是轻微活动下也会大汗淋漓。这往往被视为气虚的征兆，人们常说的"出虚汗"便是自汗的一种直观表现。盗汗，又称"寝汗"，是睡眠中悄然出汗，醒来即止的一种现象，如同夜间的盗贼，悄无声息。中医常以阴虚火旺来解释盗汗的成因，夜晚为阴时，阴虚导致体内产生内热，迫使汗液在睡眠中排出。

盗汗和自汗不仅与气虚、阴虚火旺有关，也与湿邪有密切联系。湿邪会阻滞气机，影响气血运行，导致汗液排泄异常。当湿邪侵袭人体，与卫气相搏，可能导致汗孔开合不利，汗液无法正常排出，进而引发自汗或盗汗。同时，湿邪还可能加重气虚、阴虚火旺的症状，使得盗汗和自汗的情况更加复杂和严重。肾阴虚火旺者，除了盗汗，还可能伴有心烦意乱、口唇干燥、失眠多梦等症状。若盗汗或自汗症状严重，甚至伴随体重明显下降，应及时就医，以明确病因，避免错过最佳治疗时机。

按摩足三里、合谷、复溜，益气固表来止汗

自汗多因气虚、卫气不固或卫气失调、汗孔开合失常引发，盗汗多因阴虚火旺所致。治疗自汗需补气固卫，治疗盗汗则需滋阴降火。中医穴位按摩通过调和气血，可达止汗之效。常选穴位有足三里、合谷、复溜，按摩这些穴位可有效缓解异常出汗症状。

第四章 由湿气导致的常见病对症疗养

自汗按摩法

足三里穴

- **位置**：位于小腿前外侧，犊鼻下3寸，距胫骨前缘一横指（中指）。
- **方法**：拇指指腹按揉足三里穴5~10分钟，以感到微微酸胀为度。
- **功效**：健脾益胃，补中益气，调和气血。

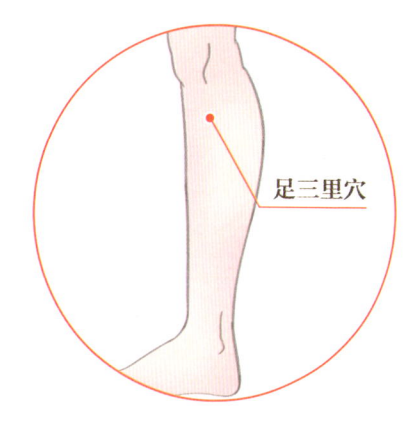

盗汗按摩法

合谷穴

- **位置**：位于手背，第一、第二掌骨间，第二掌骨桡侧的中点处。
- **方法**：拇指指腹按揉合谷穴5~10分钟，以感到微微酸胀为度。
- **功效**：调和营卫，滋阴补肾，通经活络。

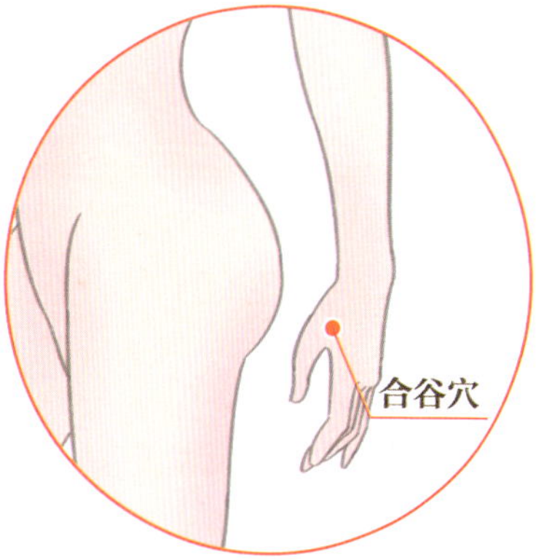

复溜穴

- **位置**：位于小腿内侧，内踝上2寸跟腱前缘，胫骨与跟腱间。
- **方法**：拇指指腹按揉复溜穴5~10分钟，以感到微微酸胀为度。
- **功效**：补肾益阴，温阳利水。

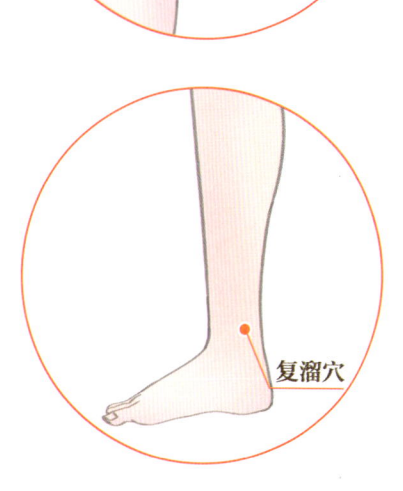

中医师亲授 祛除湿气百病消

食谱推荐

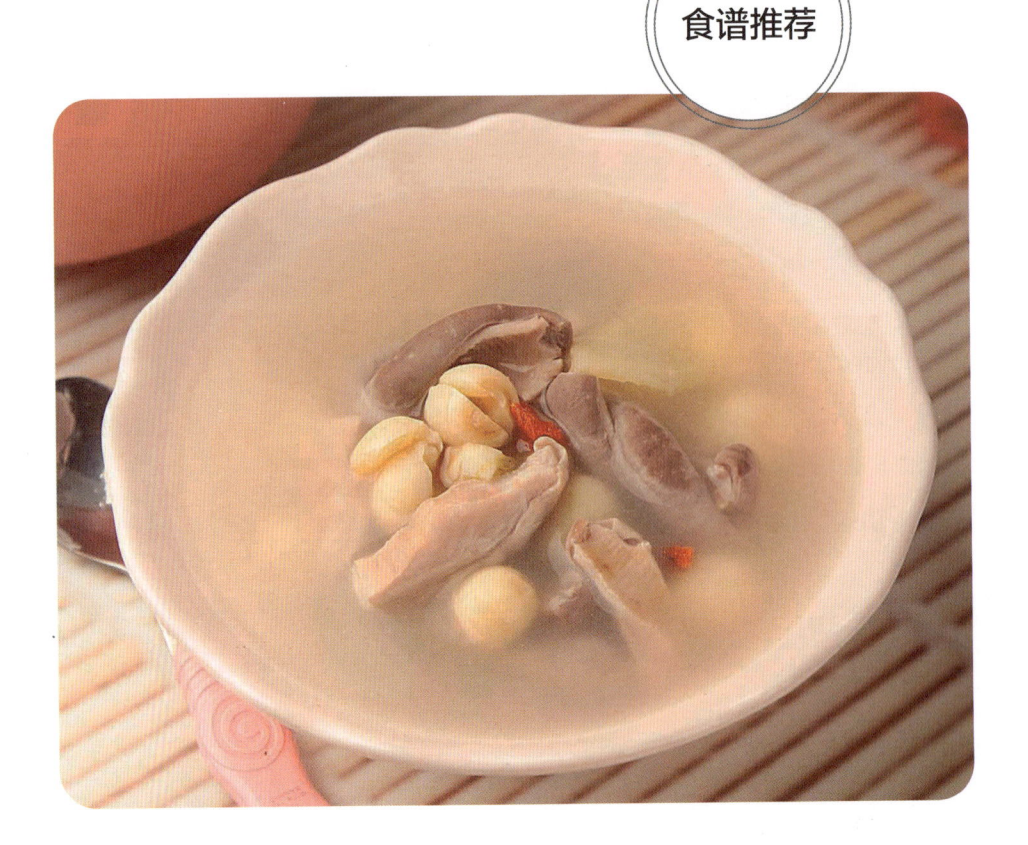

莲子炖猪肚

原料：

猪肚220克，水发莲子80克，姜片、葱段、鸡粉、胡椒粉、枸杞子各少许，盐2克，料酒7毫升。

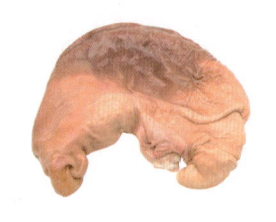

做法：

①将洗净的猪肚切开，再切条形，备用。
②锅中注水烧开，放入猪肚条拌匀，淋入少许料酒拌匀，煮约1分钟，捞出猪肚，沥水待用。
③砂锅中注水烧热，倒入姜片、葱段，放入汆过水的猪肚，倒入洗净的莲子，淋入少许料酒，盖上盖，烧开后用小火煮约2小时至食材熟透。
④揭盖，加入少许盐、鸡粉、胡椒粉、枸杞子拌匀，用中火煮至食材入味。
⑤关火后盛出煮好的猪肚汤，装入碗中即可食用。

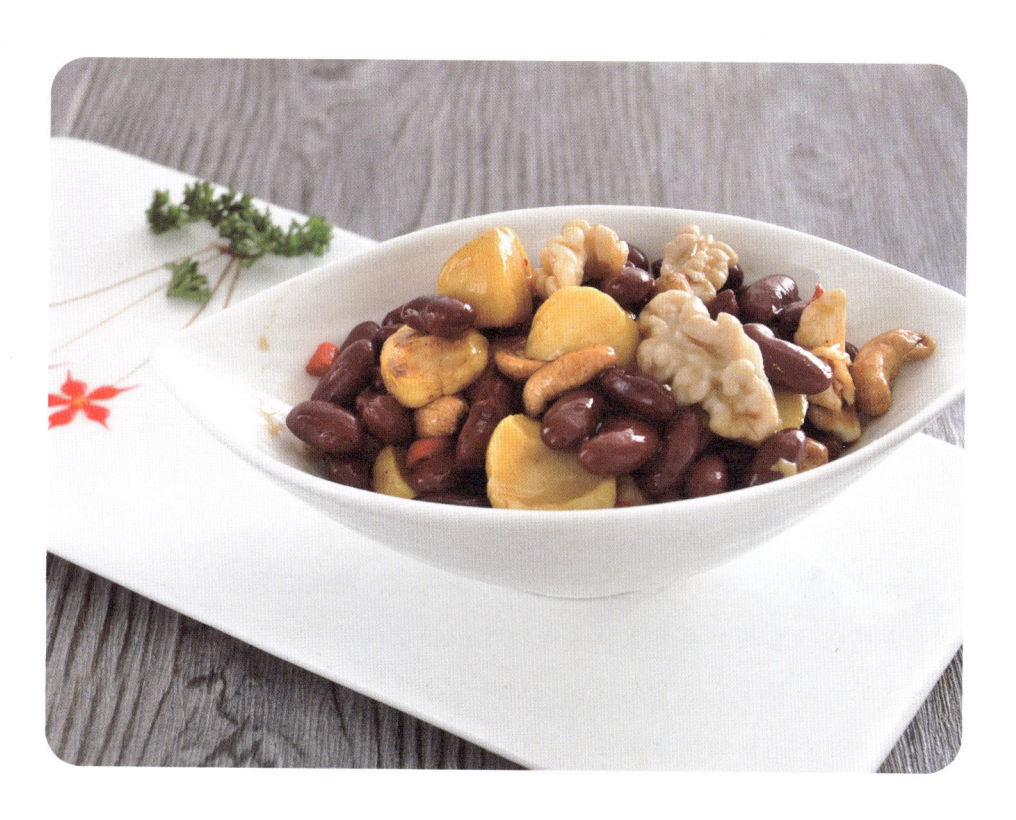

第四章 由湿气导致的常见病对症疗养

御膳四宝

原料：
核桃100克，腰豆80克，板栗90克，小米辣圈少许，冰糖20克。

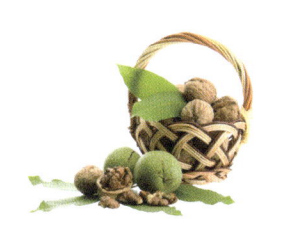

做法：
①锅内注水煮沸后，放入腰豆、核桃、板栗。
②盖上锅盖，转小火煮约20分钟至锅中食材熟透。
③揭开盖，加入小米辣圈，撒入冰糖。
④再盖好盖子，煮约2分钟至冰糖完全化开。
⑤揭下盖子后关火。
⑥将食材盛入碗中即可食用。

痛经

我们经常会听到一些女性朋友在聊天时说到痛经，每月都要饱受一次折磨，有的会痛到影响工作和生活，更有甚者出现休克。

中医有"通则不痛，痛则不通"之说。痛经主要发病于胞宫，其根源往往在于经血亏虚，导致胞宫气血运行受阻，无法得到充分的滋养。此外，多种病邪如寒湿、湿热、风湿、痰湿、血瘀等的侵扰，也是痛经产生的重要原因。其中，寒湿之邪是最为常见的痛经诱因。

现代生活中，不少女性为了追求时尚美观，即便在寒冷的冬天，也常穿着露脚踝的衣物。夏日里，更是过度依赖空调带来的凉爽。许多女性偏爱冰淇淋、冷饮等寒凉食物，这种偏好不分季节，即便在寒冷的冬天也毫不忌口。这些不良的生活习惯，使得体内外寒气侵袭身体，造成血液运行滞涩，进而引发经血运行不畅，导致痛经。

由寒湿引发的痛经，患者通常会感到腹部发凉，月经量较少，颜色偏紫且常伴有血块，手脚也时常感到发冷，小便清长，舌苔发白等。这些症状都是寒湿侵袭、气血运行不畅的直接体现。

祛寒止痛小妙招

痛经大部分是由宫寒引起的，下面介绍两种日常祛寒止痛的简便方法。

巧用暖水袋。痛经期间一定要注意保暖，可以用暖水袋温敷肚子，并在肚子上适当轻柔地慢慢移动，痛经就会减轻。

经前或经期喝姜糖茶。建议经常痛经的女性朋友在月经前坚持喝姜糖茶，每天2次，当月经来临的时候，痛经也会有所缓解。

按摩中极、曲泉，通经止带，缓解痛经

中极穴是任脉的一个穴位。"中"，与外相对，指穴内；"极"，屋之顶部横梁也。该穴名意指任脉气血在此达到了天部中的最高点。本穴物质为曲骨穴传来的阴湿水气，上升至本穴时达到其所能上升的最高点。因此在治疗胞宫气血不足、寒湿侵袭导致的痛经时，按摩这个穴位是必不可少的。

曲泉穴为肝肾调理的重要穴位，有助于缓解月经不调、痛经、肾炎及膝关节疼痛等问题。此外，其祛湿化浊之效显著，针对肝肾虚弱、胞宫寒湿积聚之症，按摩此穴能有效改善相关症状。

中极穴

● **位置：** 位于下腹部，前正中线上，脐中下4寸。

● **方法：** 用大拇指指腹按压中极穴10分钟，早晚各1次。

● **功效：** 益肾兴阳，通经止带。

曲泉穴

● **位置：** 位于膝关节附近，屈膝，腘横纹内侧端，半腱肌肌腱内缘凹陷中。

● **方法：** 用大拇指指腹按压曲泉穴10分钟，早晚各1次。

● **功效：** 调经止痛，疏肝理气。

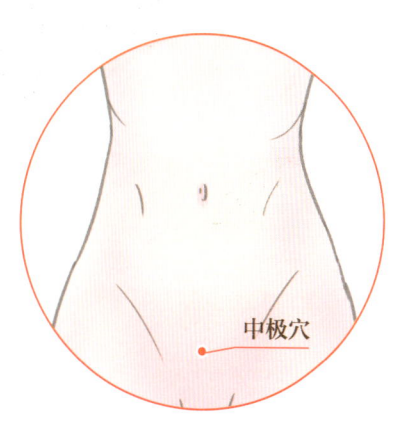

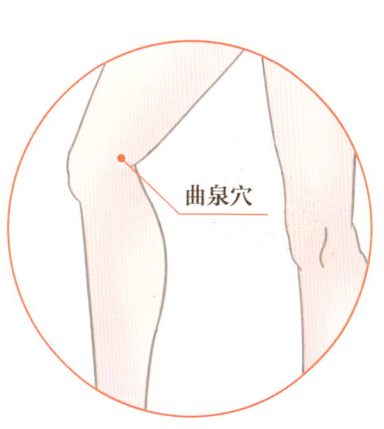

中医师亲授 祛除湿气百病消

食谱推荐

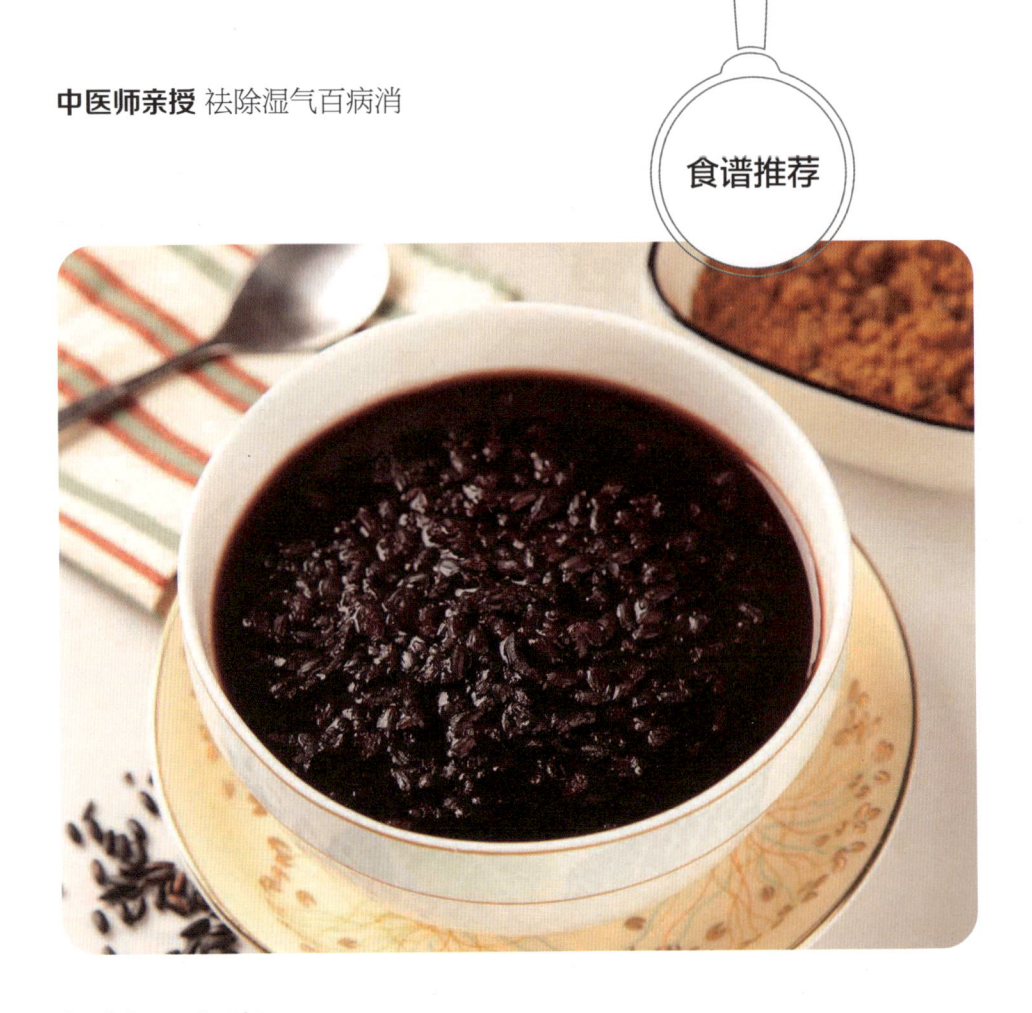

红糖黑米粥

原料：
水发黑米100克，红糖25克。

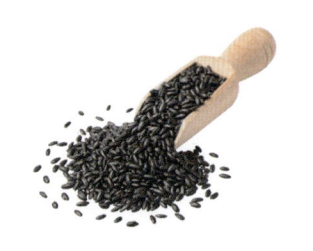

做法：
①砂锅中注入适量清水，用大火烧开，倒入洗净的黑米，搅散、拌匀，盖上盖，烧开后转小火煮约50分钟，至米粒熟透。
②揭盖，撒上备好的红糖，搅拌均匀，用中火煮至溶化。
③关火后盛出煮好的黑米粥，装入碗中即可食用。

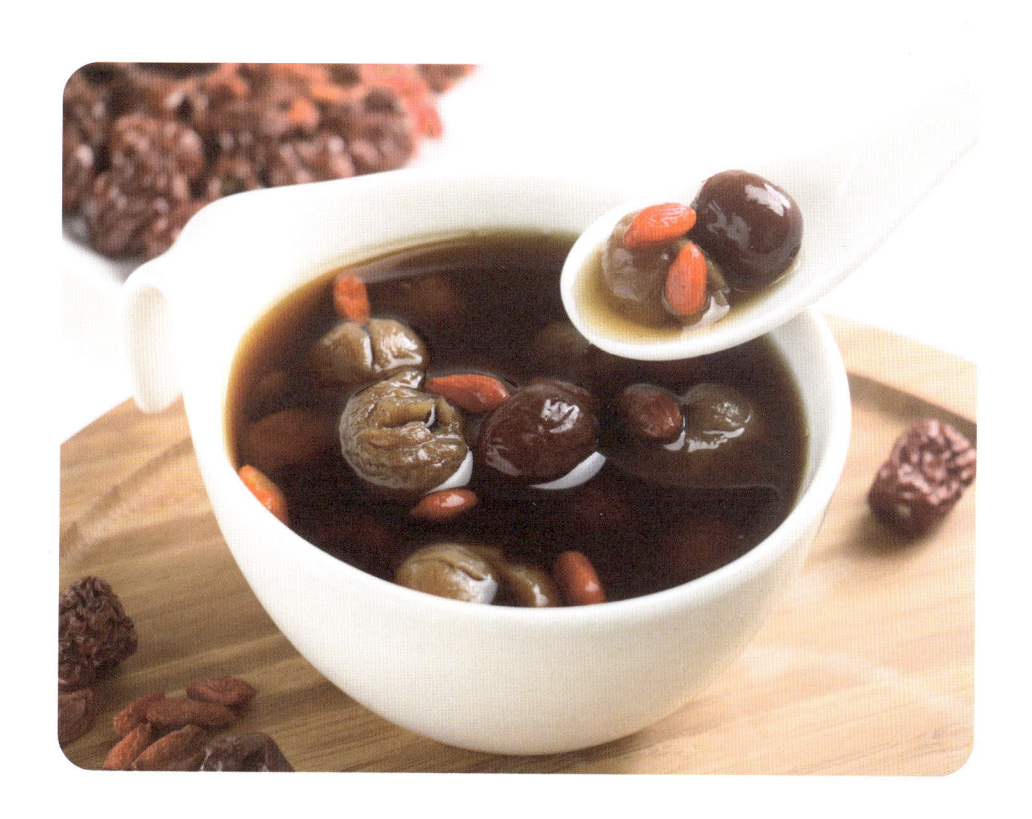

第四章 由湿气导致的常见病对症疗养

枸杞红枣桂圆茶

原料：
桂圆肉20克，红枣30克，枸杞子15克，红糖25克。

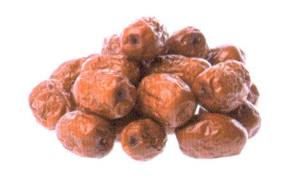

做法：
①砂锅中注水烧开，放入备好的桂圆肉、红枣、枸杞子，盖上盖，用小火煮30分钟。
②揭开盖，放入红糖，拌煮至红糖完全溶化。
③关火，将煮好的茶装入碗中即可食用。

湿疹

湿疹是一种常见的皮肤病，不受年龄、身体部位或季节的限制，尤其在冬季更易复发或恶化。尽管湿疹并非严重疾病，但它对患者的生活质量有着不小的冲击，夜晚的剧烈瘙痒更是让人难以忍受，常导致患者不自觉地抓挠，直至皮肤破损。

湿疹之名，已暗示其与"湿"紧密联系。其根源在于体内湿热过重，如胃肠湿热、风湿蕴肤等，使得水湿代谢异常，多余水分溢出皮肤，造成皮肤受损而形成湿疹。湿疹的主要表现为渗出与瘙痒，皮肤因湿热郁结而发痒。

干性湿疹也是湿疹的一种类型，它的外在表现为皮肤干燥、龟裂，看起来毫无光泽，其实质则是湿气内蕴的干性湿疹。在中医理论中，脾胃虚弱导致气血不足，皮肤失去滋养，在外表现为皮肤干燥无光泽。如果体内水湿停滞并扩散到肌肤，再受到风邪侵袭，不仅易引发湿疹，还导致肌肤缺乏滋养而变得干燥。

对于湿疹患者而言，提升身体抗过敏能力很重要。日常生活中，应避免外界及局部刺激，不挠抓、不揩擦，并避免使用太热的水和肥皂清洗。同时，应远离辛辣刺激性食物，在湿疹发作期间还应忌食易致敏的食物。

艾灸肺俞、脾俞，祛湿利水，通络止痒

湿疹源于体内水湿代谢失衡，导致水湿滞留于肌肤表层。在风邪的影响下，风湿交缠，久则化热，导致湿疹。其发病根源在于肺、脾功能失调。运用艾灸疗法，针对肺俞穴与脾俞穴进行调节，有助于恢复肺脾功能，并凭借艾灸的温通特性，促进血液循环，有效治疗湿疹，达到祛湿、利水、通络及止痒的目的。

肺俞穴

● **位置：** 位于人体背部，第三胸椎棘突下，左右旁开1.5寸。

● **方法：** 点燃艾条，对准肺俞穴，在距离皮肤3厘米左右的高度进行固定熏灸，使施灸部位温热而无灼痛感，每次灸10分钟，每日2次。

● **功效：** 润燥宣肺，疏风解表，缓解湿疹的不适。

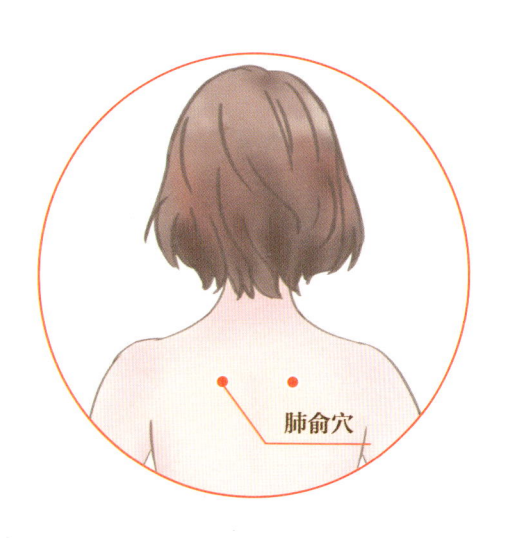

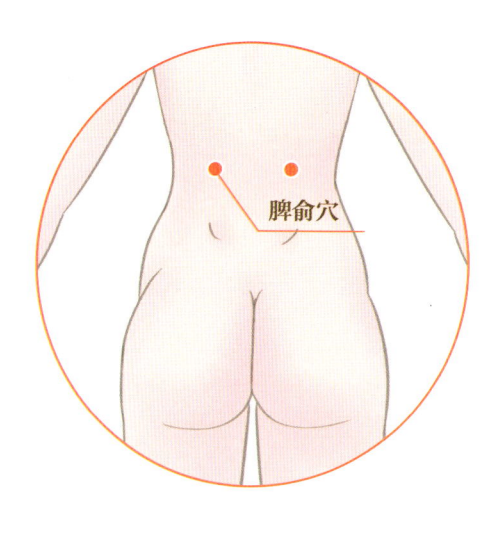

脾俞穴

● **位置：** 位于背部，第十一胸椎棘突下，旁开1.5寸。

● **方法：** 点燃艾条，对准脾俞穴，在距离皮肤3厘米左右的高度进行固定熏灸，使施灸部位温热而无灼痛感，每次灸10分钟，每日2次。

● **功效：** 益气养血，消食化滞，有助于恢复脾胃功能。

中医师亲授 祛除湿气百病消

食谱推荐

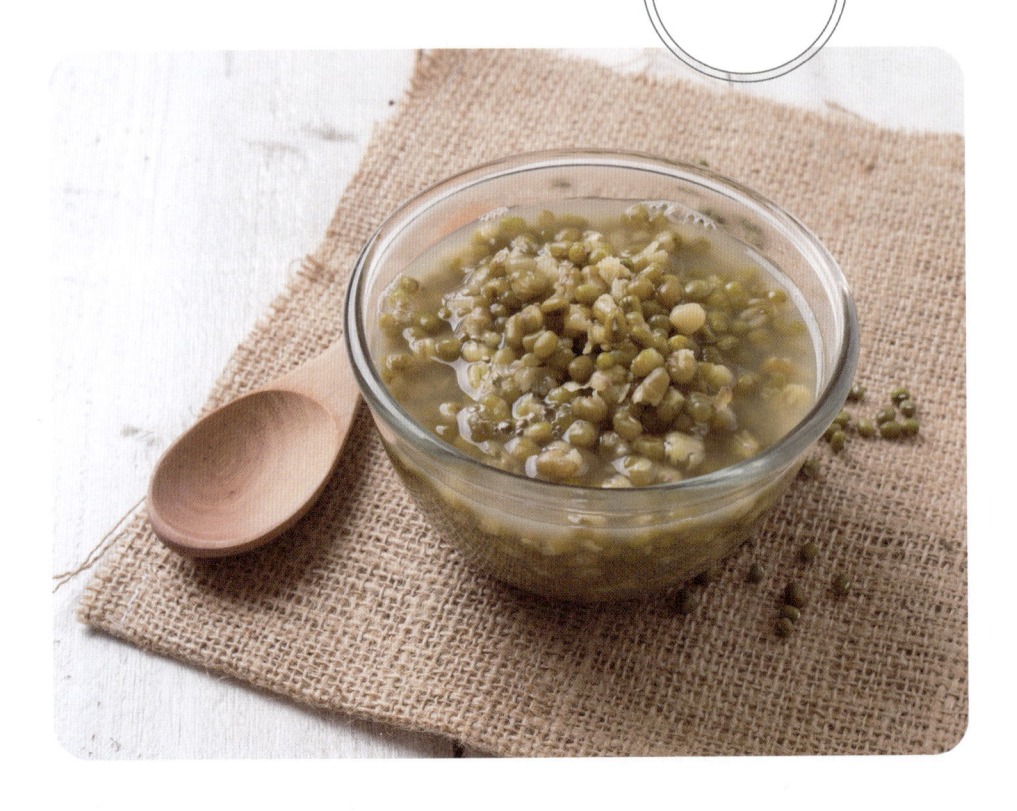

绿豆沙

原料：
水发绿豆100克，白糖10克。

做法：
①将水发绿豆放入锅中，注入适量清水，大火煮沸后转小火煮40分钟，至绿豆开花熟透。
②加入白糖，搅拌至入味即可食用。

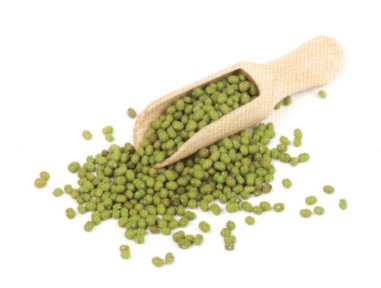

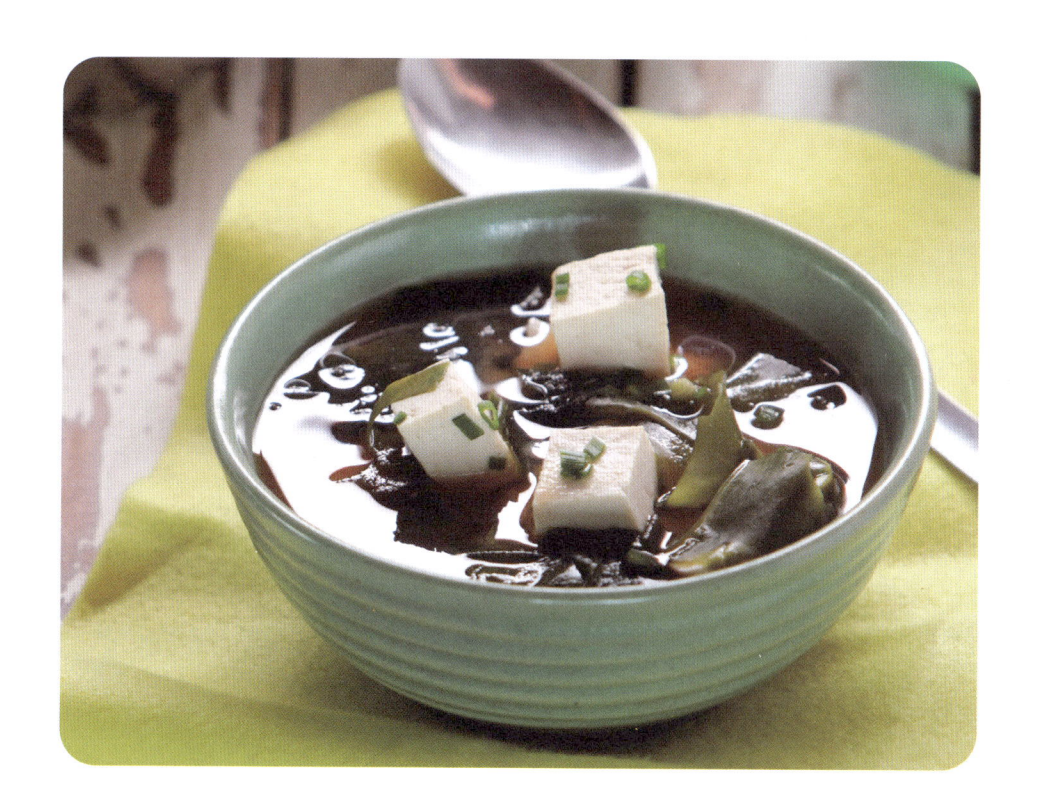

第四章 由湿气导致的常见病对症疗养

海带豆腐汤

原料：

豆腐170克，水发海带120克，冬瓜50克，姜丝、葱花各适量，盐3克，胡椒粉2克，鸡粉3克。

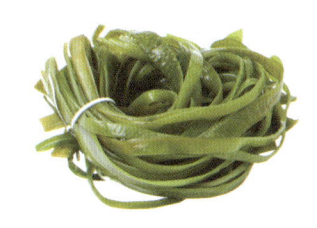

做法：

①将洗净的豆腐切开，改切条形，再切小方块。
②洗净的冬瓜切小块，洗净的海带切丝，备用。
③锅中注入适量清水烧开，撒上姜丝。
④倒入豆腐块，再放入海带丝，拌匀。
⑤用大火煮约4分钟至食材熟透，加入少许盐、鸡粉。
⑥撒上适量胡椒粉，拌匀，略煮一会儿至汤汁入味。
⑦关火后盛出煮好的汤料，装入碗中，撒上葱花即可食用。

口腔溃疡

当口腔里长溃疡时，人们往往会认为是"上火"。在中医看来，口腔溃疡的确与"火"有关。中医理论中的"火性炎上"阐述了火邪易于上升的特点，当人体内部有"火"时，它往往会向上蔓延，导致头部和面部出现上火的症状。

导致口腔溃疡的"火"可以分为外火和内火。外界环境干燥、炎热时，会损耗人体的津液，进而引发溃疡。而内火产生的原因则更为复杂多样。例如，人的情绪波动可能引发情志化火，导致心火亢盛，火热之邪灼伤津液，从而引发口腔溃疡；肝郁也会郁而化火，这种火热之邪伤阴后，会使口腔受到损伤。此外，不合理的饮食习惯，如长期大量食用肥甘厚味的食物，会使脾胃产生湿热。这些食物无法完全转化为气血，也不能顺利排出体外，于是在体内形成湿热积聚的环境。由于体内的湿热需要一个排泄途径，湿热之气就会向上蒸腾，口腔溃疡和面部痘痘便成了湿热排泄的出口。

按摩阳谷、内庭，降火止痛

阳谷穴属手太阳小肠经。"阳"，阳气也；"谷"，两山所夹空虚之处也。阳谷名意指小肠经气血在此吸热后化为天部的阳热之气。阳谷穴被称为"阳气的生发之谷"，如果是因为上火而引起的口腔溃疡，按摩这个穴位能在短时间内缓解口腔溃疡引起的不适。按摩此穴还可以起到促进新陈代谢、协调脏腑功能、增强抗病能力的作用。

第四章 由湿气导致的常见病对症疗养

内庭穴属足阳明胃经，具有清胃泻火、通经理气等作用，是治疗胃火炽盛所致病症的要穴，对胃火循经上炎引起的齿痛、龈肿、咽喉肿痛、口舌生疮、口热、鼻衄等症疗效颇佳。每天坚持按摩内庭穴，可以缓解口腔溃疡引起的牙齿肿痛、咽喉肿痛、口臭等症状。

阳谷穴

- **位置：** 位于手腕尺侧，尺骨茎突与三角骨之间的凹陷处。
- **方法：** 用拇指指腹按揉阳谷穴，注意按压时力度要适中，每次按摩5分钟，早晚各按摩1次。
- **功效：** 明目安神，通经活络。

内庭穴

- **位置：** 位于足背，在第二、三趾间，趾蹼缘后方的赤白肉际处。
- **方法：** 用大拇指指腹按揉内庭穴3~5分钟，以有酸胀感为度，早晚各按摩1次。
- **功效：** 止痛理气，泻火清胃。

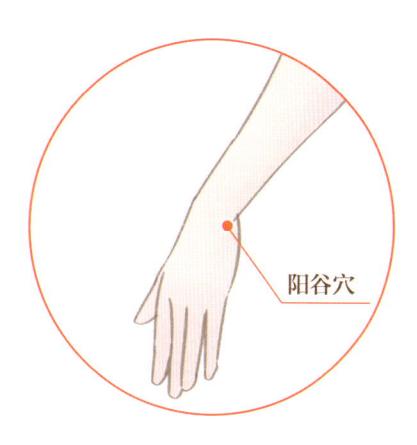

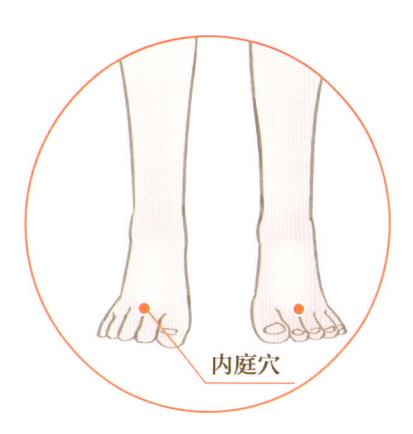

中医师亲授 祛除湿气百病消

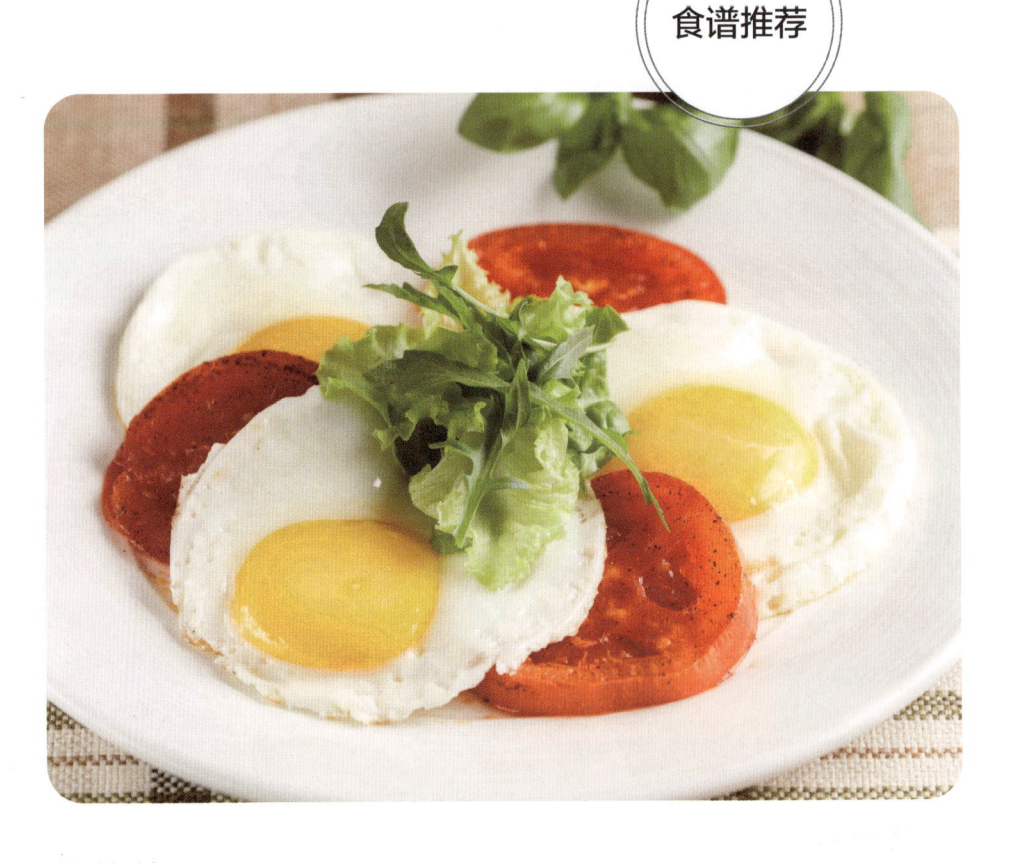

食谱推荐

蔬菜煎蛋

原料：

西红柿90克，鸡蛋2个，生菜、苦菊各少许，食用油适量，盐2克，鸡粉2克。

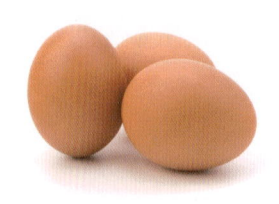

做法：

①西红柿切片。
②鸡蛋打入碗中待用。
③热锅注油，放入西红柿片，煎至熟软后捞出待用。
④热锅留油，倒入鸡蛋，煎荷包蛋，中途撒上盐、鸡粉调味。
⑤将煎好的鸡蛋盛入盘中，放上西红柿片，将洗净的生菜和苦菊摆放在盘中即可食用。

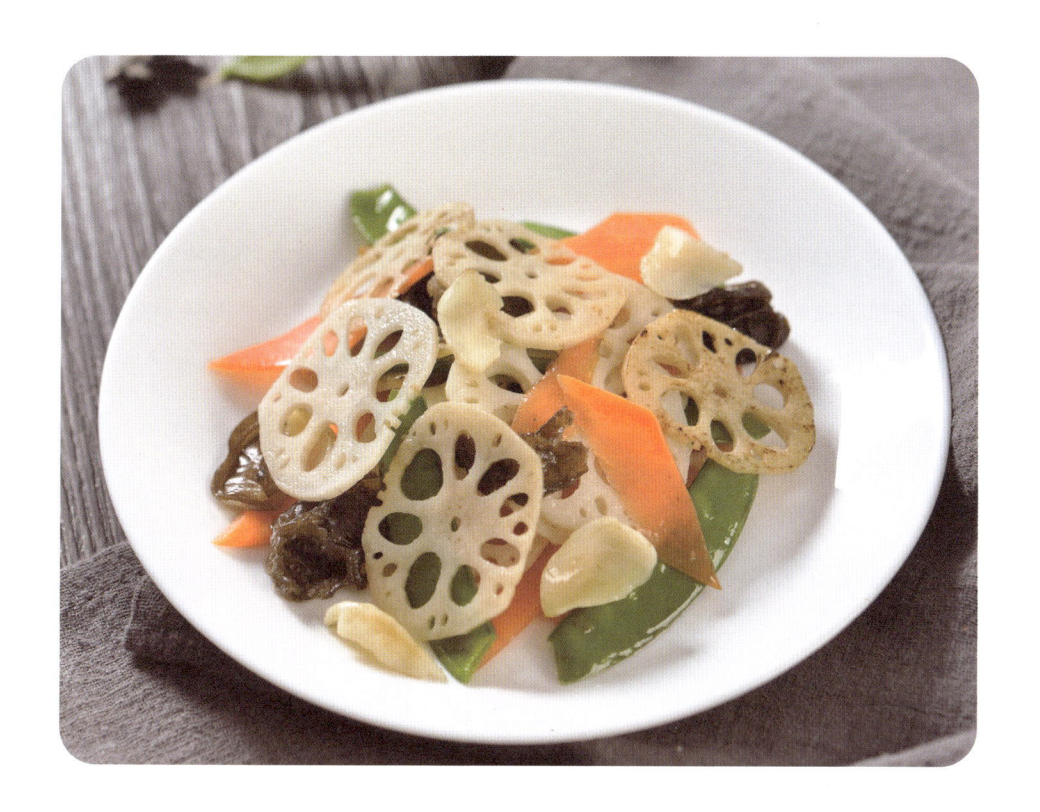

第四章 由湿气导致的常见病对症疗养

荷塘小炒

原料：

百合40克，莲藕90克，胡萝卜40克，水发木耳30克，荷兰豆30克，蒜末、食用油各适量，盐3克，鸡粉3克。

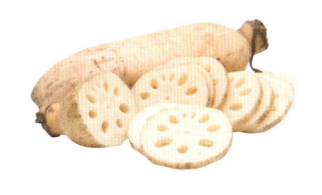

做法：

①莲藕切片。
②胡萝卜切片。
③木耳切块。
④分别将莲藕、荷兰豆、木耳、胡萝卜放入沸水锅中焯水至断生。将这些食材捞出，沥干水分。
⑤热锅注油，倒入蒜末爆香。
⑥倒入莲藕、木耳、荷兰豆、鲜百合炒匀。
⑦倒入胡萝卜，炒匀。
⑧加入盐、鸡粉，炒匀入味。
⑨关火后，将食材盛入盘中即可食用。

颈椎病

如今，颈椎病的患者群体正不断扩大，并且越来越趋向于年轻化。其主要诱因是长时间伏案工作，以及过度沉迷于低头玩电脑、看手机等不良习惯。这些不良习惯导致颈部肌肉长期处于紧张状态，长此以往，便容易引发颈椎病。

从中医的角度来看，体质较差、抗病能力弱的人，颈椎部位的血液循环会变得缓慢，抵御风、寒、湿邪的能力也会相应降低。一旦颈椎受凉或受寒，椎体周边的肌肉、筋膜及经络就可能出现气血不畅，进而引发颈椎病的症状。受寒后，患者不仅会感到颈部僵硬、疼痛，严重时甚至整个背部都仿佛被无形的绳索紧紧束缚，疼痛难忍。

针对这类由寒湿引发的颈椎病，中医推荐采用温热疗法作为主要治疗手段，如温敷、艾灸、药物热敷、拔罐等，可以疏通经络、驱散寒湿，从而达到缓解疼痛的效果。这些方法不仅安全有效，还能在一定程度上改善患者的体质，增强抗病能力。

艾灸肩井、大椎，行气活血通肩颈

对于肩颈而言，日常的保养很重要，除了平时多活动或按摩颈部，还可以采用艾灸的方式。艾灸是中医常用于治疗疾病的手段，操作起来并不复杂，只要找准穴位，在家就可操作。通过艾灸可以祛湿散寒、行气活血、消瘀散结，改善肩颈疼痛、麻木，还可提高人体抗病能力、缓解疲劳、提升精气神。

在治疗颈椎病时，通常用艾条灸肩井穴和大椎穴。肩井穴具有通经活络之效，为胆经调畅气血的枢纽，可影响到胆经的疏泄功能，对肩背痛、手臂不举、中风偏瘫、滞产等气滞血瘀、气行不畅等症状有很好的调理效果。

大椎穴是人体后背部非常重要的一个穴位，对全身的气血都有非常强大的调整作用，既是血汇，又是气汇；既可以调理气，又可以调理血。艾灸大椎穴，不仅可以提升阳气，治疗外感风寒之邪导致的疾病，还可以治疗颈肩腰腿痛，特别是颈肩痛、颈椎病。

肩井穴

- **位置：** 位于肩上，大椎穴与肩峰端连线的中点，在前胸部正对乳中。
- **方法：** 将艾条的一端点燃，对应要艾灸的穴位处，距离皮肤3厘米左右，灸至局部有温热感而无灼痛感，至皮肤红晕为宜，每次灸5~7分钟。
- **功效：** 行气活血，消瘀散结。

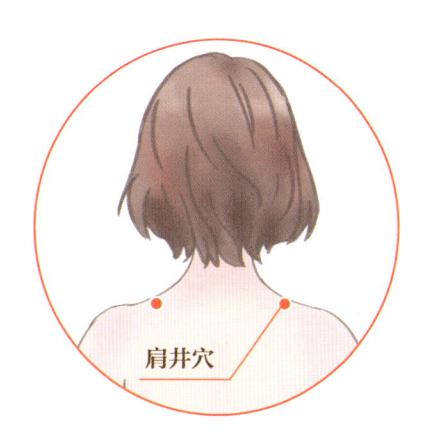

大椎穴

- **位置：** 位于后正中线上，第七颈椎棘突下凹陷中。
- **方法：** 患者取俯卧位，医者将燃着的艾条在穴区上方做往复回旋的移动（回旋灸法），火头与皮肤的距离为3~5厘米，灸10分钟；然后再用艾条燃烧的一端对准穴区一起一落进行灸治（雀啄灸法），灸5分钟。
- **功效：** 提升阳气，通经活络。

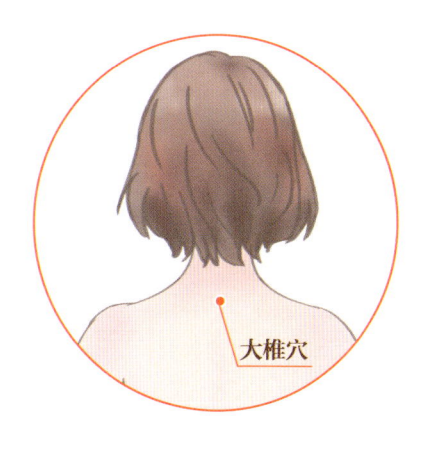

三个小动作让颈椎放轻松

颈椎病是一种退行性病变，长时间保持一个姿势，如电脑族每天对着电脑，长时间伏案工作，颈椎就容易老化。以下三个简单的动作可以有效缓解颈椎病，让颈椎变得轻松。

前屈后伸

颈部缓慢朝前方伸出，达到颈部最大的幅度，然后保持5秒左右，回到原位。颈椎缓慢地朝着后方扬起，达到最大的幅度，保持5秒左右，然后再回到原位。重复上述动作10次，每天进行1~2次。

回头望月

让头颈朝着左方旋转，双眼朝着左侧后上方45度处眺望，让颈部达到最大的限度，此时用力地拔升颈部，保持大概5秒。还原后朝着右侧再一次重复相同的动作。如此重复10次即可。

摇转双肩

双手自然下垂，双肩由中立位，经后、后上、前上、前，再回到中立位，最大幅度缓慢摇转10次，再由前向后按相反方向缓慢摇动10次。

扫码查看

AI健康规划师　祛湿妙招
药食同源课堂　中医养生精要

第四章 由湿气导致的常见病对症疗养

食谱推荐

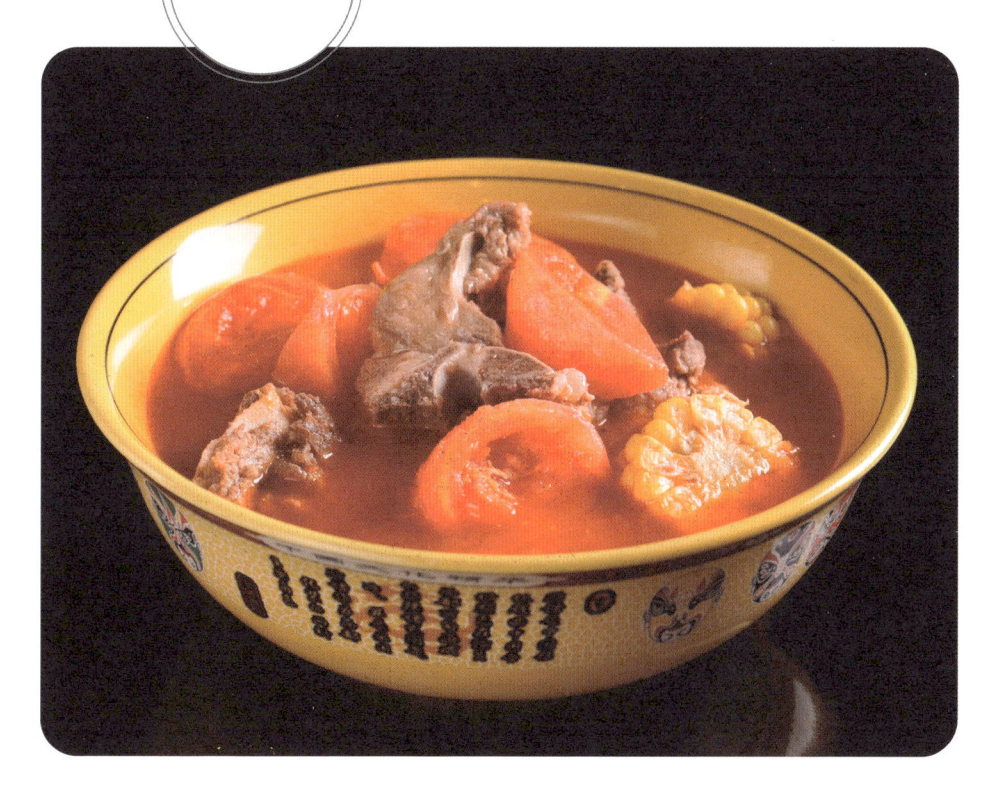

西红柿大骨汤

原料：
玉米100克，西红柿100克，猪大骨200克，盐2克，鸡粉2克。

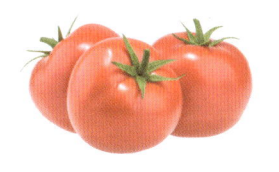

做法：
①玉米切段。
②西红柿切块。
③锅中注入适量的清水，大火烧开。
④倒入猪大骨，搅匀，汆煮去杂质。
⑤将猪大骨捞出，沥干水分，待用。
⑥摆上电火锅，倒入猪大骨。
⑦注入适量的清水，搅匀，中火煮30分钟。
⑧揭盖，倒入玉米、西红柿拌匀，盖上盖继续煮20分钟。
⑨揭盖，加盐、鸡粉拌匀。
⑩将食材盛入碗中即可食用。

中医师亲授 祛除湿气百病消

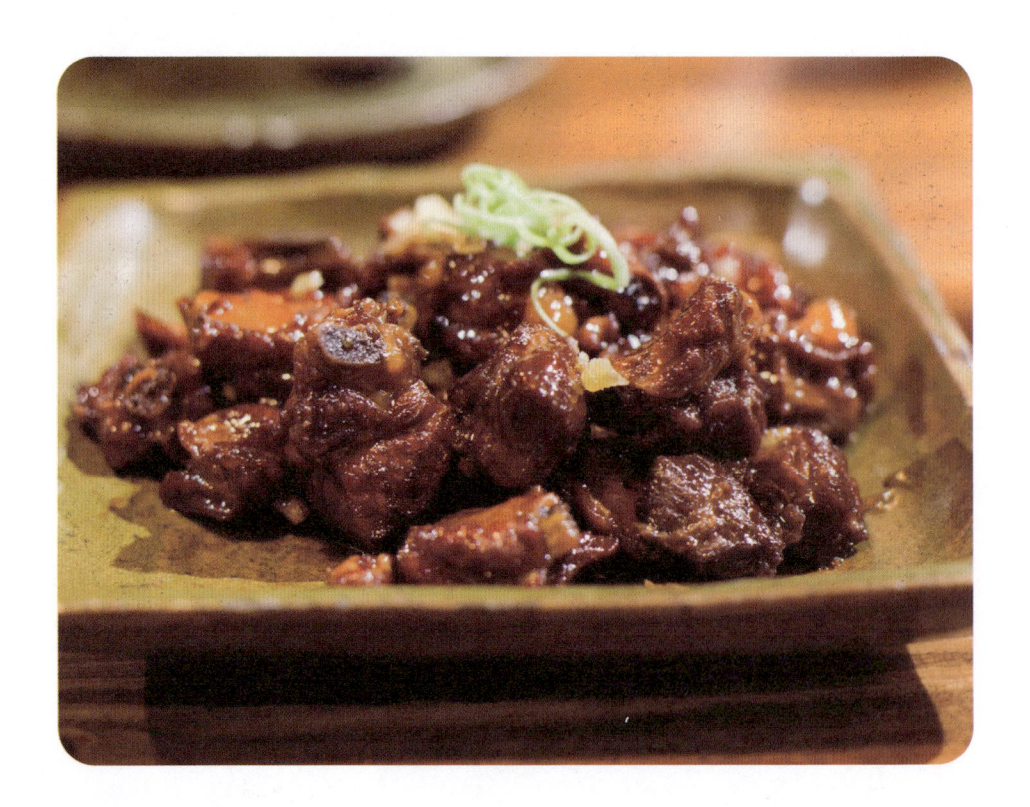

糖醋小排骨

原料：

小排骨260克，姜片、葱段、葱丝各适量，熟白芝麻少许，八角、香叶各少许，盐1克，老抽5毫升，冰糖20克，香醋20毫升，料酒10毫升，食用油适量。

做法：

①排骨用清水浸泡10分钟左右，中途换一次水，以去除血水。
②碗内加入香醋、料酒、少许老抽，调成料汁待用。
③锅中加适量油，下入沥干水分的排骨，中小火煎炒至表面变黄。
④加入姜片、葱段、八角、香叶、冰糖，略炒。
⑤再加入适量开水，水量没过排骨，倒入调好的料汁，盖上锅盖，烧开后转小火炖煮40分钟至排骨肉烂。
⑥加入少许盐，转大火开始收汁，待汤汁收浓，撒上熟白芝麻和葱丝即可食用。

肩周炎

肩周炎为肩关节周围炎的简称，是一种慢性特异性炎症。此病以肩部逐渐产生的疼痛为特征，尤其在夜间疼痛加剧，同时伴随着肩关节活动功能的逐渐受限。由于该病在50岁左右的人群中尤为常见，因此又被称为"五十肩"。这是因为人到了一定年纪，卫气变得不稳固，皮肤腠理疏松，外邪容易趁机侵入人体。然而，现在有不少年轻人也出现了肩周炎的症状。另外，当人处于过度劳累的状态，或者因出汗后吹风、冒雨涉水、长时间躺在潮湿的地方，又或者是手术过后正气亏虚时，风、寒、湿邪就容易乘虚而入，导致肩周经脉被阻塞。

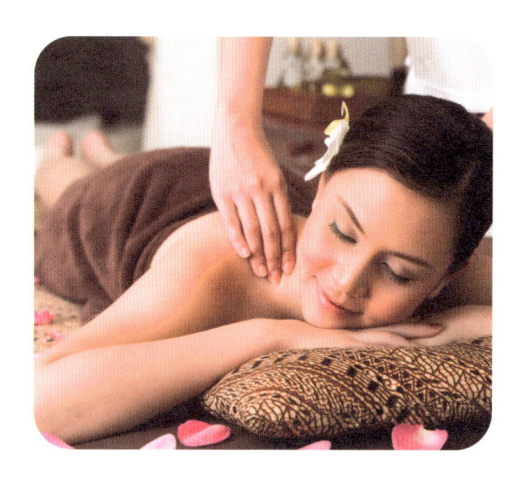

肩周炎的主要症状为局部关节疼痛，疼痛部位相对固定。当局部受热时，疼痛会减轻，而遇冷时疼痛则会加重。肩周炎主要是由寒湿之邪引发的病变，在治疗时应以扶正祛邪、温经散寒、活血通络为原则。除了注意保暖，还可通过拔罐、艾灸、按摩等方法来缓解疼痛、疏通经络。

按摩肩井、肩髃，活血消痛

肩周炎引起的颈肩疼痛可以采取局部按摩的方法来缓解，常选取的穴位有肩井穴和肩髃穴。

肩井穴

- **位置：** 位于肩上，大椎穴与肩峰端连线的中点，在前胸部正对乳中。
- **方法：** 按摩者双手虎口张开，轻轻搭在被按摩者的肩井穴上，然后用四指与大拇指匀速地进行拿捏并向上提拉，力度保持适中。每次按摩5~10分钟。
- **功效：** 祛风清热，活血通脉，促进颈肩血液循环，缓解疼痛。

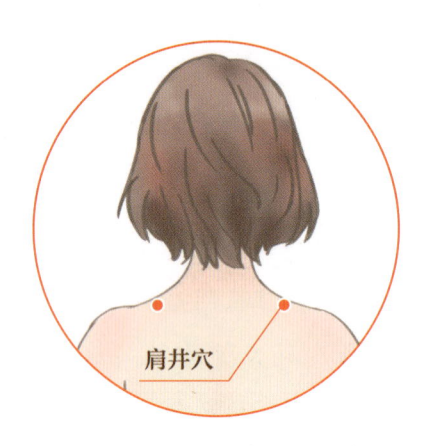

肩髃穴

- **位置：** 位于肩部，三角肌上，臂外展或向前平伸时，肩峰前下方较深凹陷处。
- **方法：** 用拇指指腹按揉肩髃穴，力度适中，每侧按摩5分钟左右。
- **功效：** 通经活络，消肿止痛。

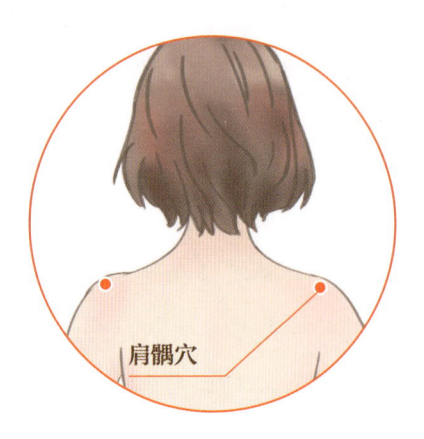

每天六个小动作，有效改善肩周炎

肩周炎也叫作肩凝，意思是肩部像凝固了一样。得了肩周炎后，要注意多活动肩部，下面介绍六个缓解肩周炎的动作，每天抽空动一动，能有效改善肩部肌肉麻木症状，缓解肩部不适。

甩手

站立，放松肩膀，双手用力向上抬，举到与肩持平，再甩回原位置。每次约200次，每天2~3次。

耸肩

坐姿或站立，肩膀放松，双肩抬起做沉肩或肩胛骨回缩动作。每次10~20个，每天2次。

画圈

前后方向都可以，顺时针、逆时针交替进行。可以一手叉于腰部，另一手臂画圈，也可两只手臂同时画圈。每次20下，每天3次。

爬墙

面向墙壁一尺（约0.33米）远，手指带动手臂向上逐渐做爬墙的动作，尽量爬得高一些，直到双臂不能向上为止。还可以站立在门或单杠旁，尽量抬臂，双手往上够。每次20下，每天3次。

摸耳

弯曲肘部，手指从一侧耳朵向上去摸另一侧耳朵，或者从前额经头顶摸脑后部，双手交替进行。每次约200下，每天2次。

背手下蹲

身体背向桌子，双手臂向后，双手平放在桌面上，身体缓慢垂直下蹲。每次10~20个，每天2次。

中医师亲授 祛除湿气百病消

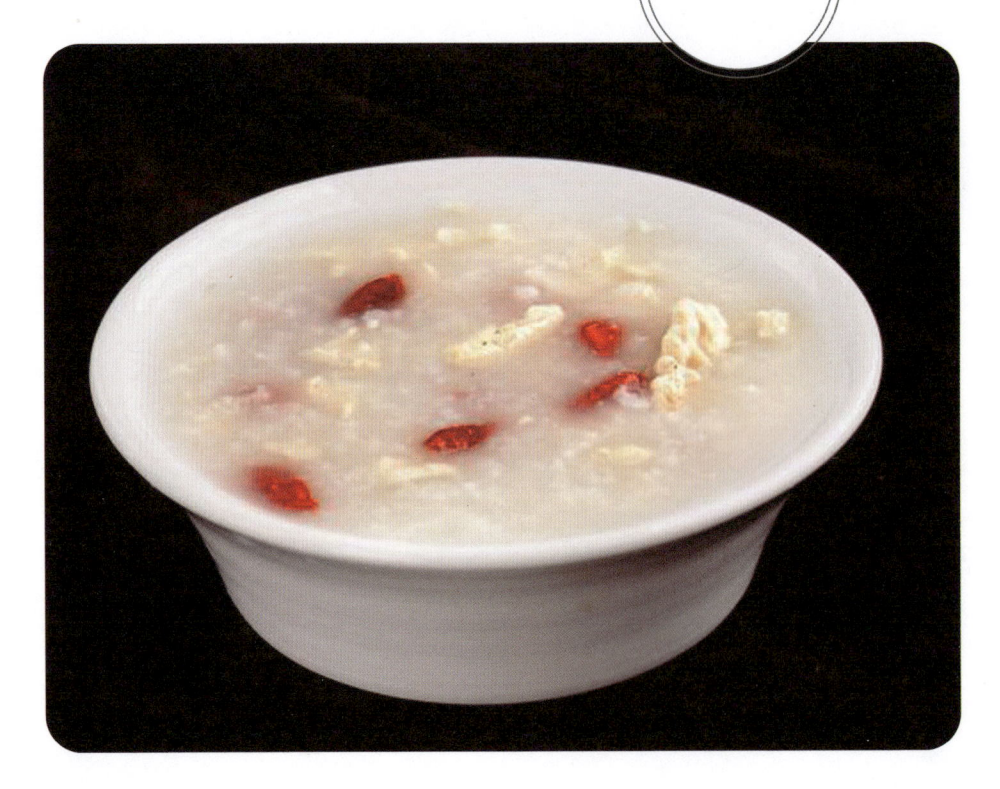

食谱推荐

桃仁粥

原料：
水发大米300克，枸杞子10克，核桃仁100克。

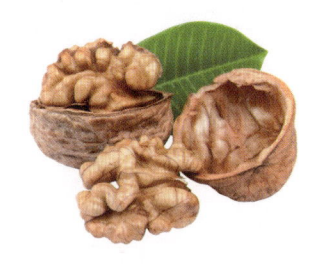

做法：
①将核桃仁切碎，备用。
②砂锅中注入适量清水，烧热，倒入洗好的大米，拌匀。
③盖上盖，用大火煮开后转小火煮40分钟至大米熟软。
④揭盖，倒入切碎的核桃仁和枸杞子拌匀，略煮片刻。
⑤关火后盛出煮好的粥，装入碗中。
⑥待稍微放凉后即可食用。

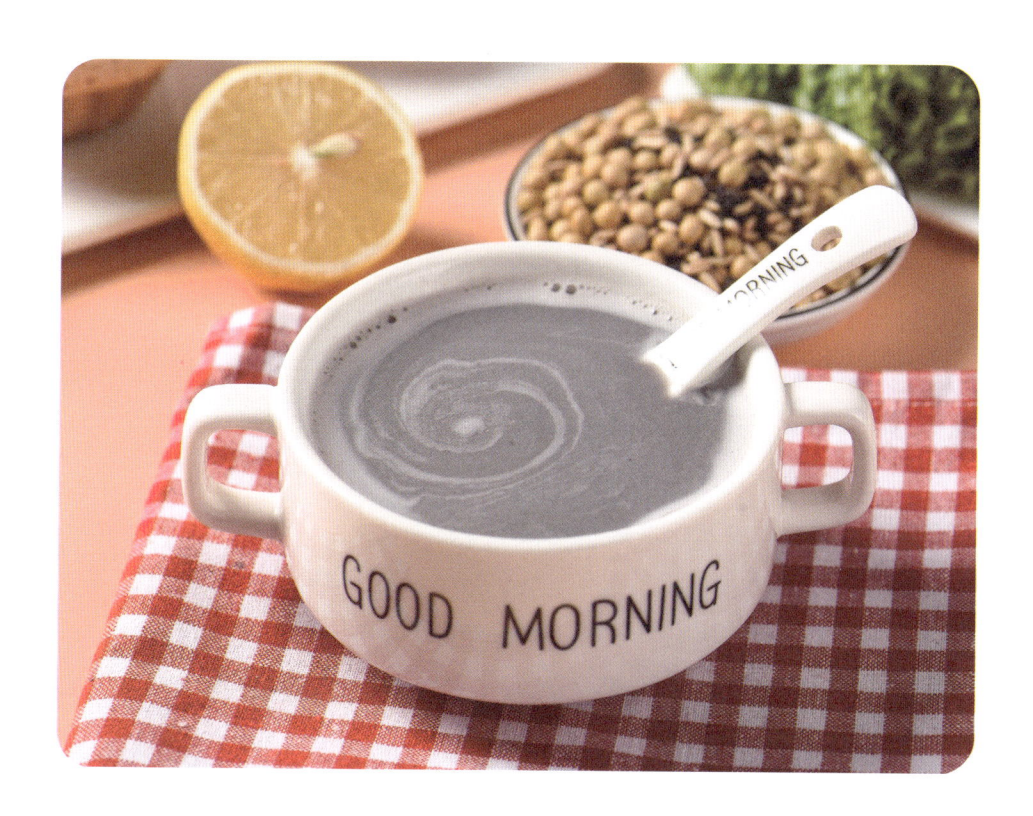

燕麦黄豆黑芝麻糊

原料：
即食燕麦50克，水发黄豆80克，黑芝麻80克，白糖10克。

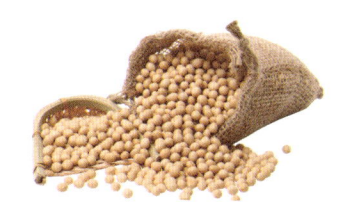

做法：
①取豆浆机，倒入即食燕麦、水发黄豆、黑芝麻、适量清水，加入白糖。
②盖上机头，按"选择"键，选择"米糊"选项，再按"启动"键开始运转。
③待豆浆机运转约20分钟后，即成芝麻糊。
④将豆浆机断电，取下机头，将煮好的芝麻糊倒入碗中即可食用。

冠心病

夏天，心主时令，暑邪往往在炎热的夏天最为旺盛，而这种暑邪极易对心造成伤害。正因如此，许多冠心病患者，在高温且高湿的天气状况下，病情很容易出现恶化。夏天的气候特点是温度高、湿度大、温差小且风力小。外界的这种高温高湿环境，会阻碍汗水的正常蒸发，使人产生闷热感。同时，身体内的水分和多余的热气无法顺利排出，进而造成湿热在体内积聚。对于本身属于湿热或痰湿体质的冠心病患者来说，这样的气候条件会进一步加重他们体内的湿浊程度，从而导致病情加剧。痰湿作为一种病理产物，会在体内堆积，并且附着在血管壁上，进而形成斑块。在暑热天气的影响下，血管会变得更加狭窄，甚至可能发生阻塞。

奇效刮痧，疏通气血、散瘀止痛

采用刮痧疗法对特定穴位进行刺激，可以疏通经络，促进气血循环，清除体内淤滞，达到活血化瘀、缓解疼痛的目的。在冠心病的调理方案中，郄门穴与膻中穴是刮痧疗法的优选穴位。

郄门穴，归属于手厥阴心包经，是脏腑之气汇聚的节点。刺激郄门穴能够推动气血的流通，有效缓解因气血不畅所引发的各类症状。因此，郄门穴也被称为心绞痛急性发作时的急救要穴。

膻中穴是气血的汇聚与扩散之地，具有促进气血吸收与温煦机体的双重作用。刺激此穴可以促进气机的顺畅运行，有效缓解因气机失调所引发的各类症状。

郄门穴

● **位置：** 位于前臂掌侧，曲泽与大陵的连线上，腕横纹上5寸。

● **方法：** 右手持刮痧板，蘸一点精油或清水，在郄门穴部位轻轻向下顺刮，逐渐加重，力量均匀，手腕发力，一般刮 10~20次，以出现紫红色斑点或斑块为度。

● **功效：** 疏通气血，缓解瘀阻。

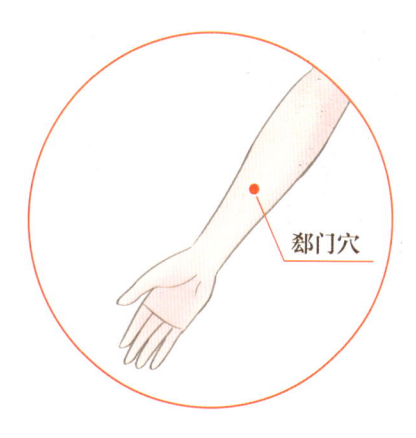

膻中穴

● **位置：** 位于人体胸部正中线，两个乳头连线的中点。

● **方法：** 右手持刮痧板，蘸一点精油或清水，在膻中穴部位轻轻向下顺刮，逐渐加重，力量均匀，手腕发力，一般刮 10~20次，以出现紫红色斑点或斑块为度。

● **功效：** 宽胸理气，温经散结，扶阳化瘀。

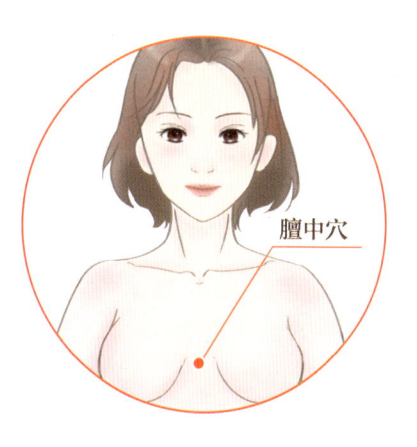

中医师亲授 祛除湿气百病消

食谱推荐

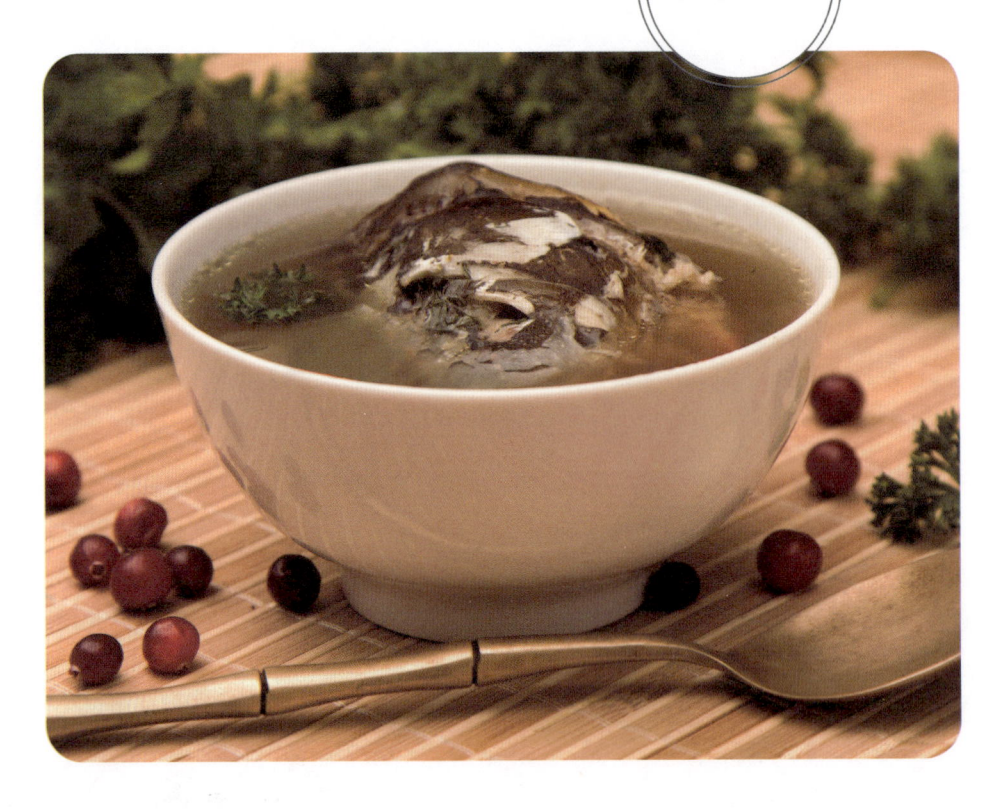

新鲜鱼头汤

原料：
鱼头500克，姜片适量，欧芹叶少许，盐3克，鸡粉3克，食用油适量。

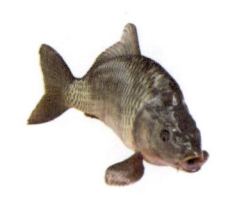

做法：
①锅置旺火上，注油烧热，放入姜片爆香。
②再放入洗净的鱼头，煎至焦黄。
③盛入盘内备用。
④取干净的砂煲，倒入开水。
⑤再放入姜片和鱼头。
⑥加入少许盐，用大火煲开，再加入少许鸡粉。
⑦盖上锅盖，转中火再炖8分钟。
⑧揭盖，撒上欧芹叶，关火，端下砂煲即可食用。

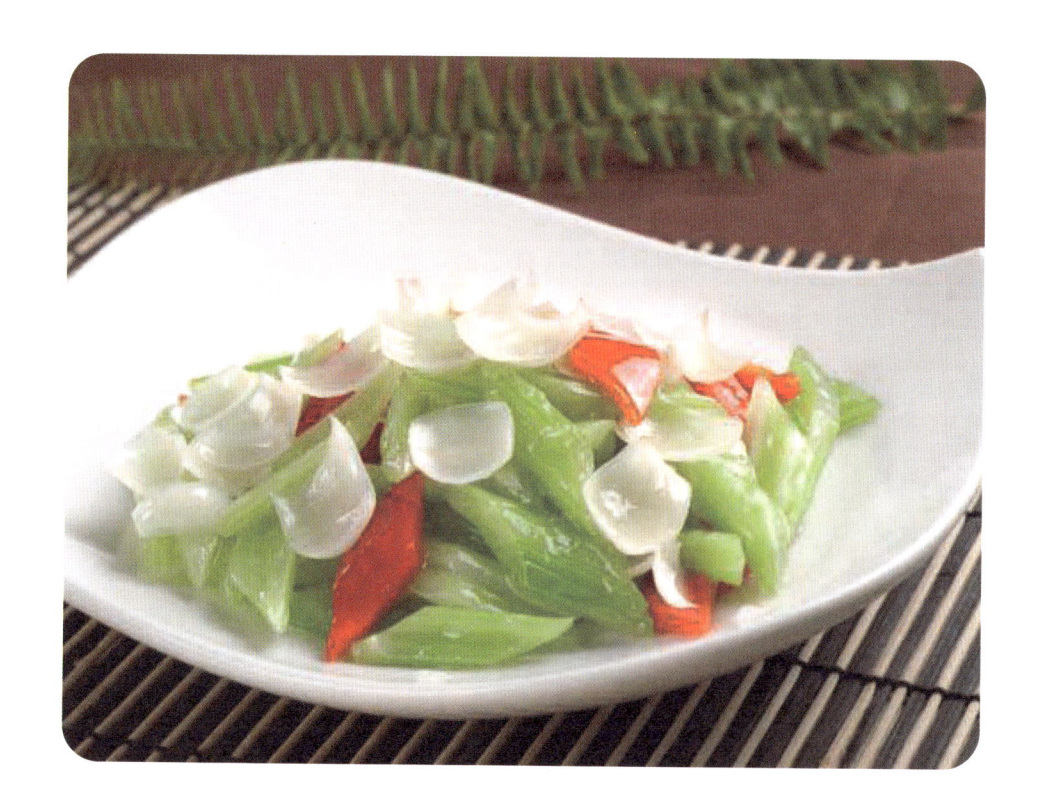

百合炒西芹

原料：
西芹80克，红椒50克，百合40克，盐3克，鸡粉3克，食用油适量。

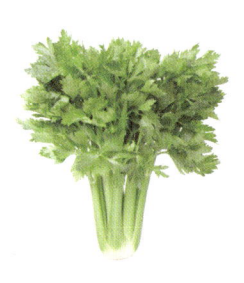

做法：
①西芹洗净切段。
②红椒洗净切块。
③热锅注油，倒入西芹，炒匀。
④倒入红椒、百合，炒匀。
⑤加入盐、鸡粉，炒匀入味。
⑥关火后，将炒好的食材盛入碗中即可食用。

风湿性关节炎

风湿性关节炎是一种由风湿热引起的关节炎症,其特征表现为关节炎的游走性和多发性,即炎症能够在不同关节间转移,伴随显著的局部红肿、发热及剧烈疼痛。这一病症在老年人群中尤为常见,他们往往在天气变化前夕,如降雨前或气温骤降时,就能提前感受到关节的不适,这反映了体内已潜伏着风、寒、湿等外邪,一旦外界环境有所变化,身体便会作出相应反应。

中医理论中,风湿性关节炎依据邪气性质分为风湿、寒湿、湿热等类型,但湿邪为核心,常与其他邪气结合致病。春季风气盛,风湿多发;夏季炎热潮湿,湿热常见;秋季干燥,但燥湿亦存;冬季寒冷,寒湿更盛。因此,风湿性关节炎四季皆可发病。

该病症与人体阳气不足紧密相关。阳气,中医理论中的正气,具有温煦、防御、固摄等功能。阳气不足,人体防御力减弱,风、寒、湿等邪气易乘虚而入,侵犯关节与肌肉,导致气血瘀阻,引发关节肿胀、疼痛、麻痹及活动受限等症状。因此,增强阳气、提升免疫力,成为预防风湿性关节炎、抵御外邪侵袭的关键。通过调整生活习惯、合理饮食、适度运动及中医调理等方法,可以有效提升阳气,增强身体抵抗力,从而预防风湿性关节炎的发生。

艾灸曲池、阳陵泉,舒筋止痛,护好关节

风湿性关节炎发病的主要原因在于人体正气虚,尤其是卫气不足。在中医理论中,卫气被视为身体的屏障,与肺气紧密相连。肺气充沛时,卫

气自然强盛，能够抵御外邪；反之，肺气虚弱则卫气不足，易受风湿等邪气侵袭。

曲池穴作为手阳明大肠经的合穴，位于肘部这一经络运行的关键点。由于肺与大肠互为表里，曲池穴与肺气相通，能够沟通上下、表里，具有消肿止痛、调和气血、祛风湿、利关节、止痹痛等功效。阳陵泉穴则隶属足少阳胆经，是筋之会穴，对筋脉的强健与血液运行有着显著的促进作用。通过艾灸曲池穴和阳陵泉穴，可以温通经络、疏利关节、消除痹痛，从而有效治疗风湿性关节炎。

曲池穴

● **位置：** 位于肘横纹外侧端，屈肘，尺泽与肱骨外上髁连线中点。

● **方法：** 持艾条艾灸，燃着端距离皮肤3厘米左右，每次灸10~20分钟，灸至局部有温热感为宜。

● **功效：** 温经通络，缓解疼痛。

阳陵泉穴

● **位置：** 位于小腿外侧，腓骨小头前下方凹陷处。

● **方法：** 持艾条艾灸，燃着端距离皮肤3厘米左右，每次灸10~20分钟，灸至局部有温热感为宜。

● **功效：** 舒筋止痛，通利关节。

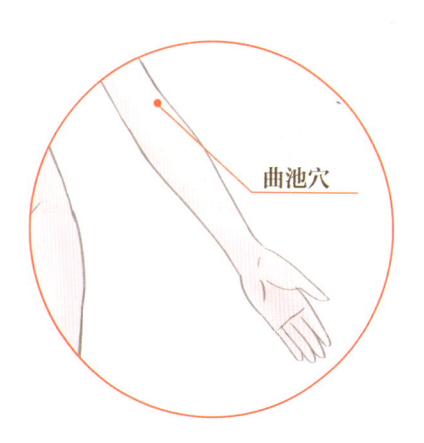

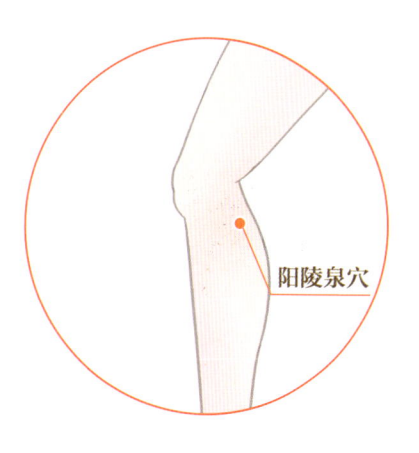

中医师亲授 祛除湿气百病消

食谱推荐

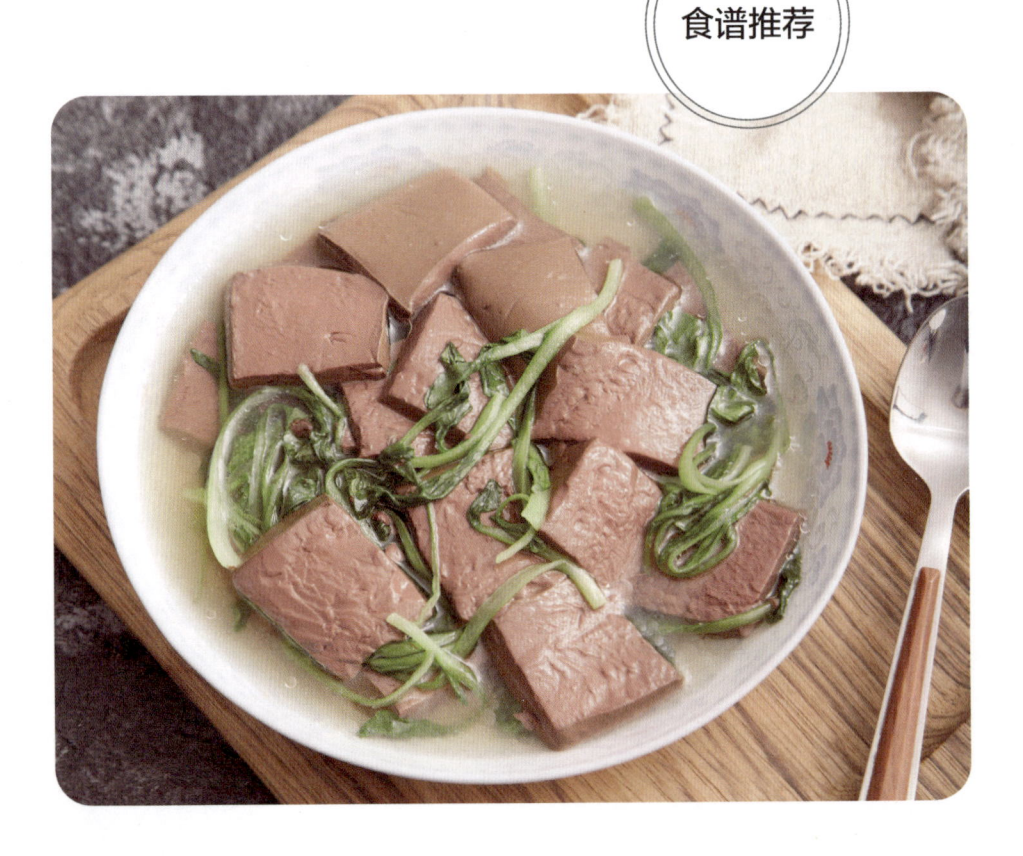

猪血青菜汤

原料：

猪血200克，小白菜100克，姜丝少许，盐、鸡粉、食用油各适量。

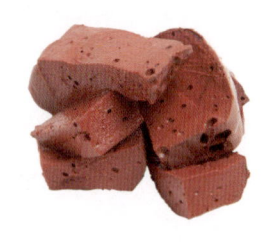

做法：

①洗净的猪血切成片；小白菜择洗干净。
②砂锅注水，淋入食用油，放入猪血和姜丝，煮开后续煮5分钟。
③倒入小白菜，加入盐、鸡粉，拌匀，煮至小白菜断生即可食用。

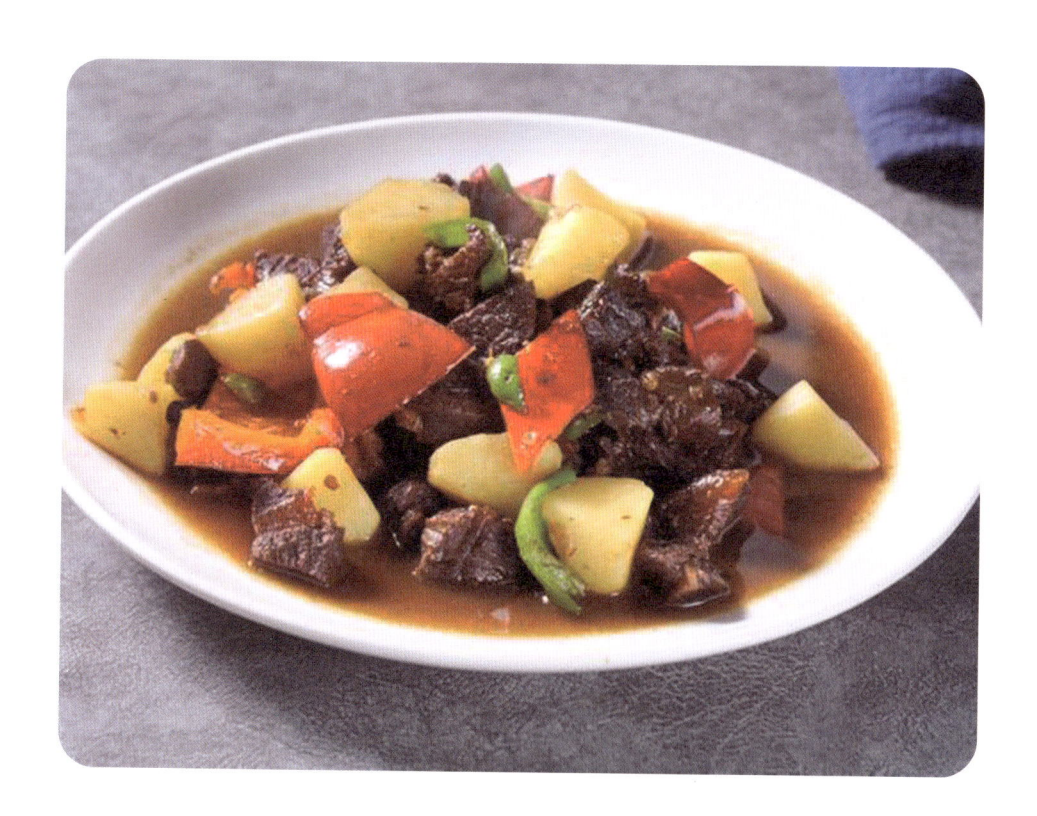

土豆焖牛腩

原料：

牛腩500克，土豆300克，圆椒50克，彩椒50克，姜片、葱段各适量，香叶、桂皮各少许，盐3克，生抽10毫升，蚝油10克，老抽5毫升，食用油适量。

做法：

①土豆去皮，切成正方块；圆椒、彩椒切块。
②牛腩切大块，用清水浸泡去血水，捞出，沥水待用。
③砂锅内加入少许食用油，加入葱段、姜片，加入沥水后的牛腩，加入生抽、老抽、蚝油，拌匀。
④加入水，没过牛肉，放入香叶、桂皮，盖上盖，煮至汤汁沸腾后转中小火炖1个小时。
⑤当牛腩煮至软烂，加入土豆、圆椒、彩椒，撒上少许盐，拌匀，盖上盖子，继续炖煮至土豆熟软。
⑥关火，将炖好的土豆牛腩装入碗中即可食用。

血脂异常

血脂异常从中医的角度来讲，属于痰症、瘀症、脉痹的范畴，因脂肪代谢或运转异常，而使血浆中一种或多种脂质高于正常水平。因偏食、暴饮暴食造成肥胖，饮食不规律或嗜酒成癖等，导致脾胃功能受损，人体水湿内停，湿聚久生痰，痰容易黏着血管壁，造成血脂升高和动脉斑块，从而引发高脂血症。血管受损，形成动脉硬化，时间久了还会引发心脑血管病。所以，血脂异常的人需要经常排湿。如果湿气不能及时排出，郁积在肝脏会形成脂肪肝；弥漫在体内会形成肥胖；在胸部则会胸闷、憋气；在胃部则会泛酸、胃胀，甚至浑身上下都会觉得很难受。

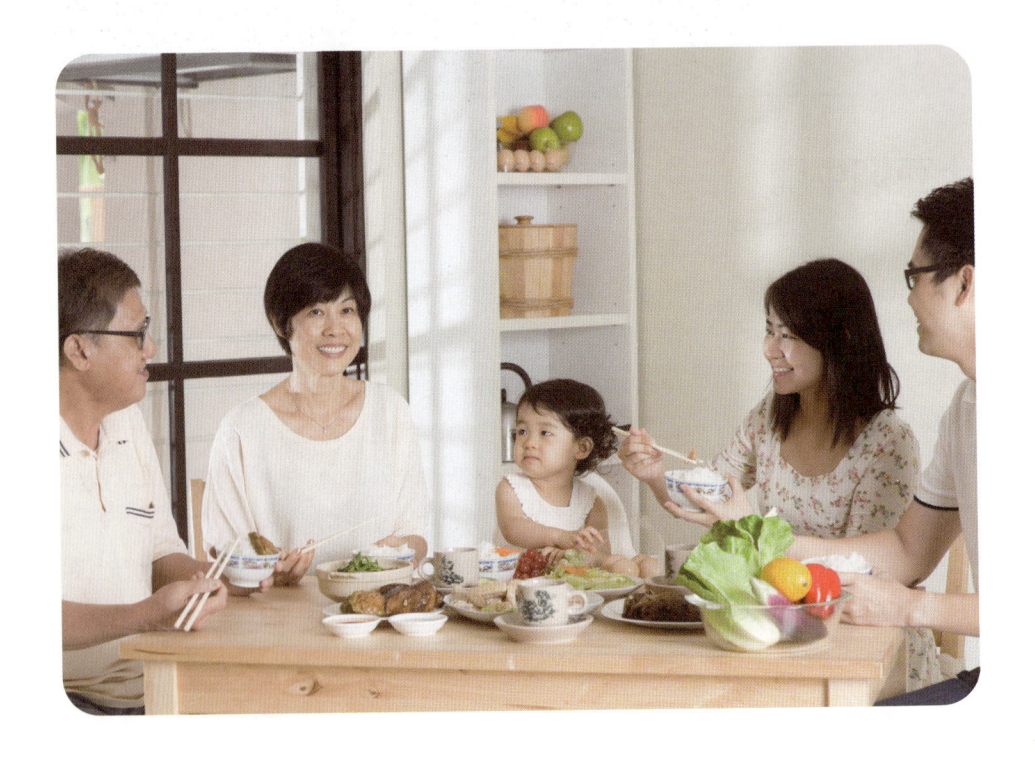

艾灸神阙、足三里，降血脂

通过艾灸疗法能够有效调节血脂水平。艾灸神阙穴与足三里穴，不仅能提升机体对营养物质的吸收率，还能增强个体的防御能力。

神阙穴

- **位置：** 位于肚脐的正中部，脐中央。
- **方法：** 点燃艾条，对准神阙穴，在距离皮肤3厘米左右的高度进行固定熏灸，使施灸部位温热而无灼痛感，每次灸10~15分钟。
- **功效：** 健脾和胃，升清降浊，通利三焦。

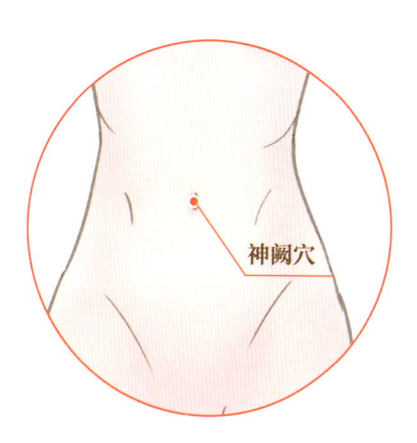

足三里穴

- **位置：** 位于小腿前外侧，犊鼻下3寸，距胫骨前缘一横指（中指）。
- **方法：** 点燃艾条，对准足三里穴，在距离皮肤3厘米左右的高度进行固定熏灸，使施灸部位温热而无灼痛感，每次灸10~15分钟。
- **功效：** 温经祛寒，平和阴阳，调理气血。

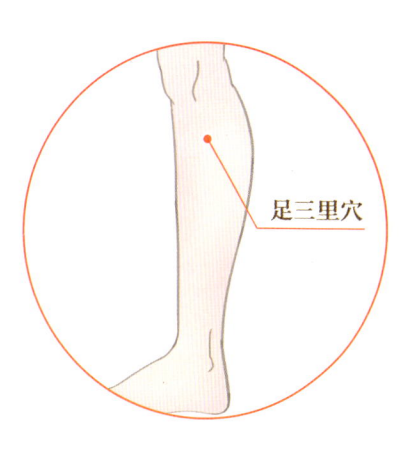

三个小动作帮助降血脂

当体内痰湿积聚导致血脂水平上升时,除了依赖药物治疗和艾灸疗法,通过运动同样能够调动脾胃的运化功能,促使体内停滞的痰湿得以流动与消散,实现祛湿化痰、降低血脂的目的。下面这三个小动作,每天抽空做一做,能够有效降低血脂。

头绕环

● **方法**:将头部沿前、右、后、左方向,再沿前、左、后、右方向用力而缓慢地旋转绕环,每天做10次为宜。

● **功效**:可增强头部血管的抗压能力,提升颈部肌肉、韧带、血管和颈椎关节耐力,减少颈动脉胆固醇沉积,预防颈椎病、血脂异常和中风。

下蹲

● **方法**:自然站立,身体放松,缓缓下蹲,连续蹲30次。每日早中晚各做1次。

● **功效**:有助于锻炼肌肉、保护关节,改善下肢静脉曲张和小腿抽筋等情况。长期坚持可促进下肢血液循环,减少腹部脂肪,起到降血脂的作用。

转脚踝

● **方法**:坐在椅子上,脚尖着地,以脚腕为轴转动。早晚各1次,每次30秒。

● **功效**:人身各处有许多穴位,踝骨周围也不例外,而且此部位的穴位是人体气血运行的枢纽,适当转动刺激能够促进血液运行,改善血脂黏稠。

第四章 由湿气导致的常见病对症疗养

食谱推荐

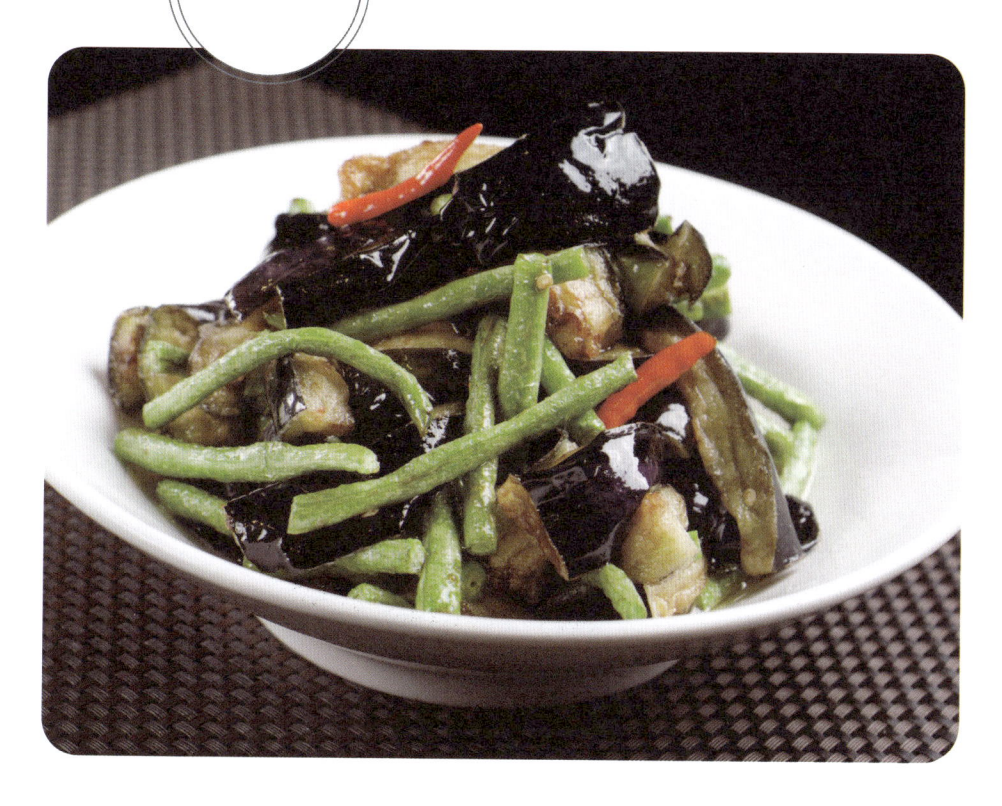

茄子焗豇豆

原料：

茄子150克，豇豆100克，蒜片若干，红椒20克，盐2克，鸡粉2克，食用油适量。

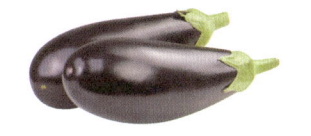

做法：

①将洗净的茄子切成条，洗净的红椒切成丝。
②将洗净的豇豆切成约4厘米长的段。
③炒锅注油，烧至五成热，倒入茄子炸至熟透，捞出备用。
④再放入豇豆，用锅铲不停地翻动。
⑤豇豆炸至微黄色，捞出备用。
⑥热锅留油，放入蒜片爆香。
⑦倒入茄子、豇豆，稍微翻炒。
⑧加入盐、鸡粉，炒均匀。
⑨盛出炒好的食材，放入电烤箱，焗5分钟取出即可食用。

中医师亲授 祛除湿气百病消

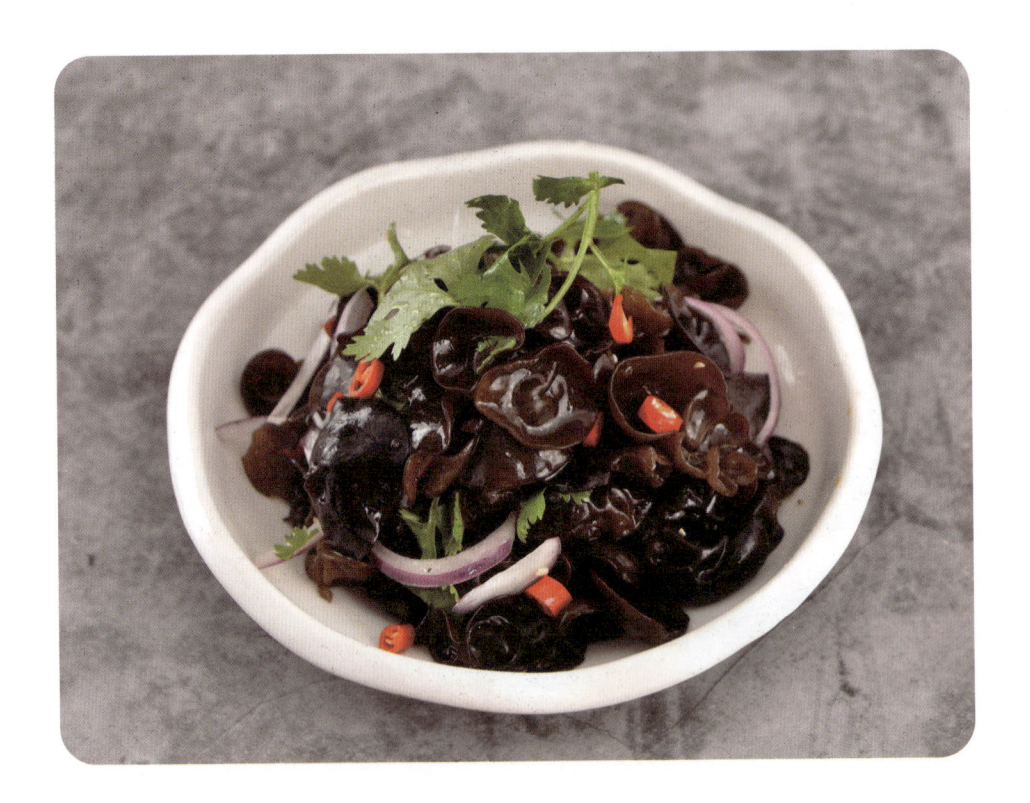

爽口木耳

原料：
水发木耳160克，洋葱30克，姜丝适量，小米椒、香菜叶各少许，盐3克，鸡粉3克，芝麻油适量。

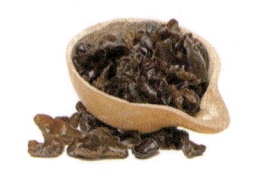

做法：
①木耳切块，洋葱切丝。
②小米椒切圈。
③锅内注水烧开，倒入木耳煮至断生。
④将木耳捞出，待用。
⑤备好碗，倒入木耳、洋葱、小米椒、姜丝，加入盐、鸡粉、芝麻油，拌匀入味，再撒上香菜叶即可。

慢性支气管炎

慢性支气管炎是一种常见且难以根治的呼吸道疾病，尤其好发于免疫力较弱及肺功能下降的老年人群。其典型临床症状为咳嗽与咳痰，若每年发病时间累计超过3个月，并持续2年或更长时间，即可确诊为慢性支气管炎。

中医认为，慢性支气管炎与体内水湿的失衡紧密相连，其中肺、脾、肾这三个脏器对水液代谢的影响最为显著。脾胃功能受损后，水谷精微的转化能力下降，导致痰浊内生。这些痰浊物质若上行至肺，会干扰肺气的正常宣发与肃降功能，使痰湿滞留于肺，从而引发咳喘。咳喘的反复发作与迁延不愈，还会进一步累及肾脏，导致肾阳亏虚。由于湿性具有向下的趋势，正常情况下应通过下窍排出体外，但在肾阳不足时，水湿可能逆行而上，转化为痰饮，进一步加剧咳喘症状，这也是慢性支气管炎容易反复发作且难以根治的原因所在。因此，在慢性支气管炎的早期阶段，采取健脾祛湿的治疗方法，清除肺部多余的水湿，减少了痰湿的生成，可以有效预防咳嗽的发作，进而降低慢性支气管炎的复发风险。

艾灸肺俞、中府，温肺化痰祛湿

痰湿作为一种阴性病邪，其性质黏滞，但可通过温热的作用得到有效化解。艾灸疗法，以其温煦的特性，结合特定穴位的传导效应，能够温暖肺部，化解痰液并祛除湿邪。慢性支气管炎患者艾灸时可以选取肺俞穴与中府穴作为治疗点。

肺俞穴，作为肺之背俞穴，对于慢性支气管炎伴有咳喘症状的患者而言，此处往往存在明显的反应点。通过刺激此穴，能够有效提升肺通气量和肺活量，进而降低气道阻力，改善肺功能。

中府穴，则是肺经的募穴，同时也是手足太阴两经的交汇点。中府之名，寓意此穴位的气血物质来源于脏腑深处。刺激中府穴，不仅可以清肃肺气、调和胃气，还能达到止咳平喘、清除肺热以及健脾补气的多重治疗效果。

肺俞穴

- **位置：** 位于人体背部，第三胸椎棘突下，后正中线左右旁开1.5寸。
- **方法：** 点燃艾条，对准肺俞穴，在距离皮肤3厘米左右的高度进行固定熏灸，使施灸部位温热而无灼痛感，每次灸10~15分钟。
- **功效：** 肃降肺气，止咳平喘。

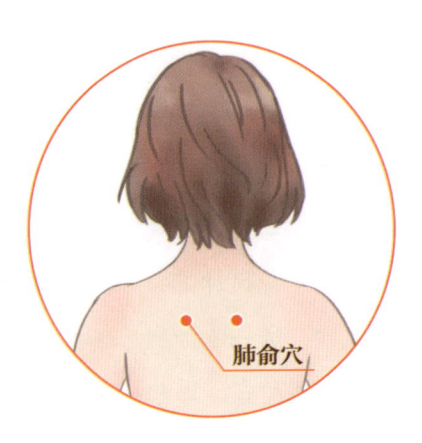

中府穴

- **位置：** 位于胸部，横平第一肋间隙，锁骨下窝外侧，前正中线旁开6寸。
- **方法：** 点燃艾条，对准中府穴，在距离皮肤3厘米左右的高度进行固定熏灸，使施灸部位温热而无灼痛感，每次灸10~15分钟。
- **功效：** 止咳平喘，健脾补气。

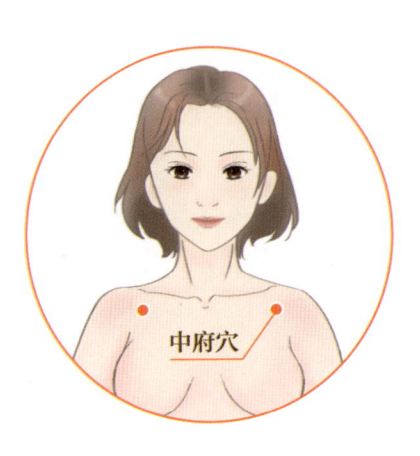

食谱推荐

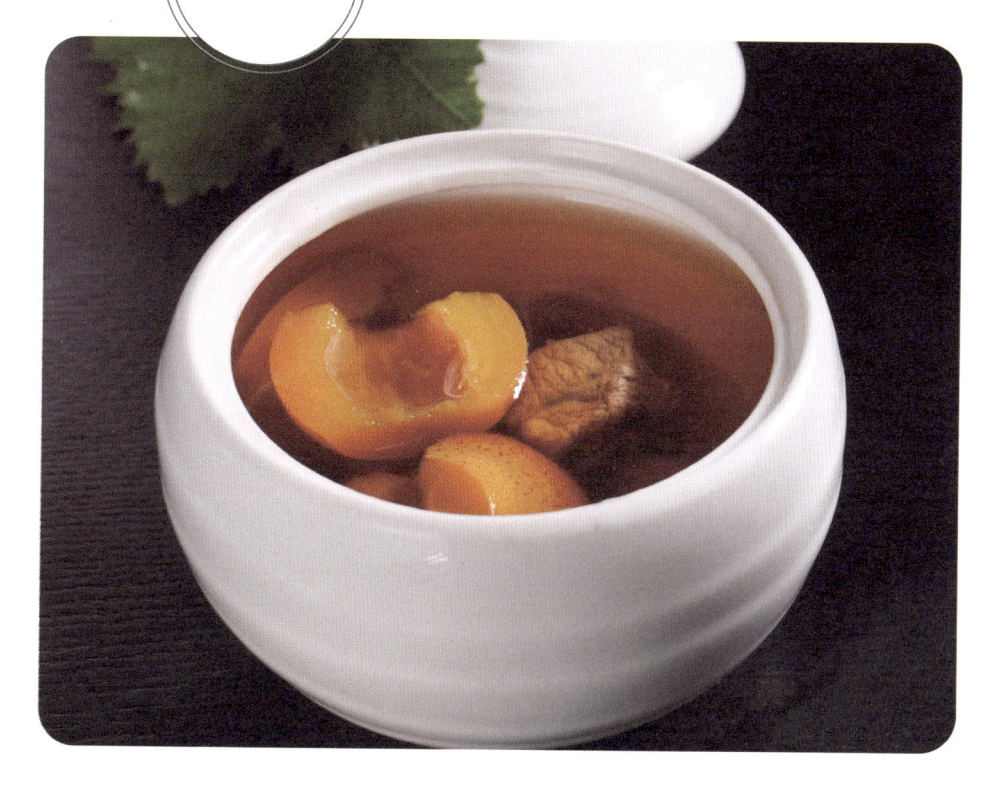

第四章 由湿气导致的常见病对症疗养

养生枇杷汤

原料：
枇杷90克，猪肉150克，姜片适量，盐3克，鸡粉3克。

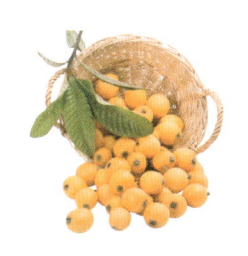

做法：
①猪肉切块。
②枇杷切块。
③锅内注水烧开，倒入猪肉，去除血水。
④将猪肉捞出待用。
⑤砂锅注水烧开，加入姜片、猪肉、枇杷，拌匀。
⑥加盖，中火煮20分钟。
⑦揭盖，加入盐、鸡粉，拌匀入味。
⑧将食材装入碗中即可食用。

中医师亲授 祛除湿气百病消

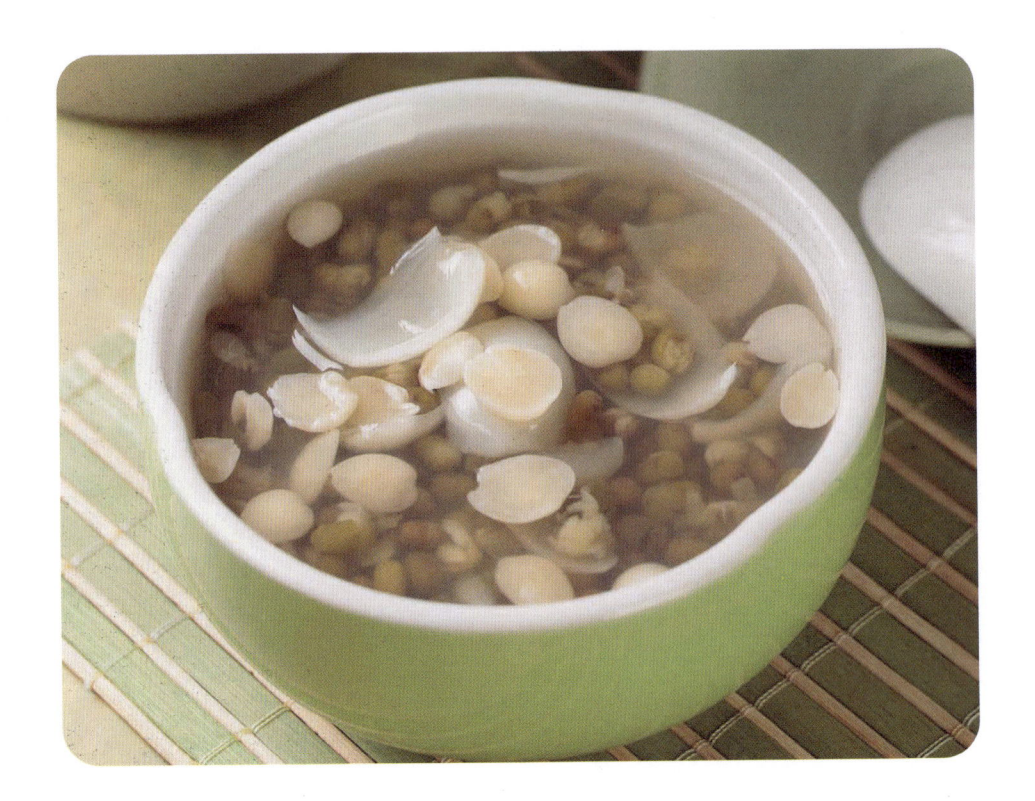

绿豆杏仁百合甜汤

原料：
水发绿豆140克，鲜百合45克，杏仁少许。

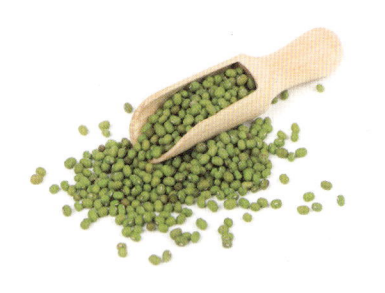

做法：
①砂锅中注入适量清水烧开，倒入洗好的绿豆、杏仁，盖上盖，烧开后用小火煮约30分钟。
②揭开盖，倒入洗净的百合，拌匀；再盖上盖，用小火煮约15分钟至食材熟透。
③揭开盖，搅拌均匀，关火后盛出煮好的甜汤，装碗即可食用。

失眠

因现代人的生活形态发生了改变，许多人的睡眠质量每况愈下。有人常感困倦，疲惫不堪，闲暇时便想沉睡，然而夜幕降临，却又辗转反侧，多梦易醒，甚至精神焕发，难以入眠。这背后的缘由究竟是什么呢？

在中医理论中，失眠被形象地称为"不寐"，其主要表现为睡眠深度不足和睡眠时间异常。湿气过重，往往是导致此类失眠的重要因素之一。湿气重的失眠患者，常伴有四肢沉重、乏力、食欲不振、大便稀溏等症状。脾胃，作为人体的后天之本，其健康状况直接影响着气血的生成与运行。长期失眠，会使脾胃功能逐渐衰弱，进而影响气血的生化与运行。气血不足，又会进一步导致脾肾两虚、心神不宁，以及体内湿气滞留。这一系列连锁反应，最终引发了睡眠不佳、精神恍惚、食欲不振等一系列症状。因此，只有清除体内的湿气，才能恢复元气，从而改善失眠及其相关症状。

艾灸神门、安眠，安神助眠

良好睡眠的关键在于心神安定。艾灸神门穴与安眠穴，能够宁心安神，显著提升睡眠质量。神门穴乃手少阴心经原穴，与心紧密相连，是心经经气的重要通道，更是安定心神的关键门户。艾灸此穴能补益心气，安神助眠。安眠穴，治疗失眠的经验效穴，与神经系统紧密相连。艾灸安眠穴，可调节神经系统，促进身心放松，发挥镇静安神作用，让心神回归宁静。两者结合，助力优质睡眠。

神门穴

- **位置：** 位于腕部，在腕掌侧横纹尺侧端，尺侧腕屈肌腱的桡侧凹陷处。
- **方法：** 点燃艾条，对准神门穴，在距离皮肤3厘米左右的高度进行固定熏灸，使施灸部位温热而无灼痛感，每次灸10~15分钟。
- **功效：** 补益心气，安定心神，促进睡眠。

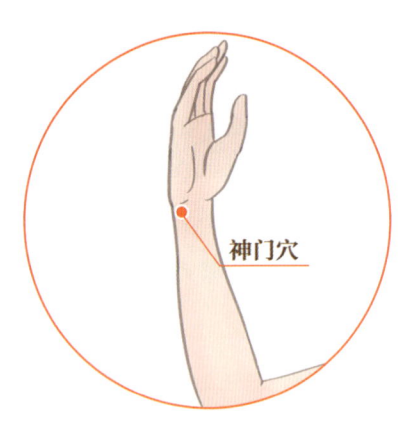

安眠穴

- **位置：** 位于项部后枕区，是翳风穴与风池穴连线的中点。
- **方法：** 患者取俯卧或侧俯位。点燃艾条，对准安眠穴，在距离皮肤3厘米左右的高度进行固定熏灸，使施灸部位温热而无灼痛感，每次灸10~15分钟。
- **功效：** 宁心安神，疏风通络。

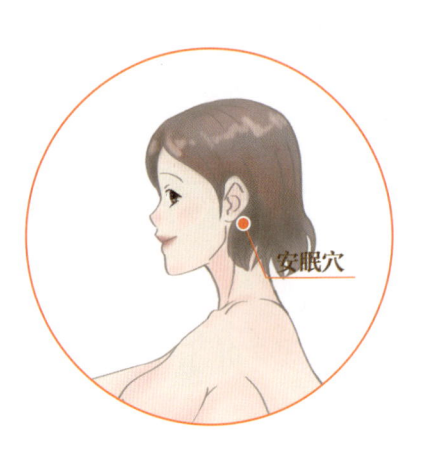

睡前揉百会，帮你睡个好觉

百会穴是人体尤为重要的一个穴位，人体的很多经脉都经过百会穴，百脉相交，所以得名"百会"。百脉之会，贯达全身，全身的气血通畅了，神志也会安定。所以，经常按揉百会穴可以起到清心健脑、行气活血的作用，对治疗失眠很有帮助。

第四章 由湿气导致的常见病对症疗养

● **位置：** 位于头顶部在正中线与两耳尖连线的交点处，是人体最高的穴位。

● **方法：** 用右空心掌轻轻叩击百会穴，每次10下，然后左右各按摩50次。最好睡前按摩。

● **功效：** 安神益智，改善睡眠。

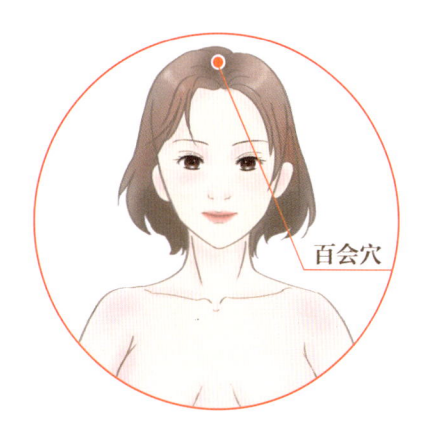

助眠小妙招

轻柔耳部

耳部是众多经络的交汇点，睡前进行轻柔的耳部按摩，能有效放松身心，促进睡眠。

具体做法是：用双手的拇指和食指轻轻捏住耳廓，从上至下、从内向外进行按摩。力度适中，以感到舒适为宜，每次持续3~5分钟。

这种轻柔的按摩不仅能够促进耳部血液循环，增强耳部组织的活力，还能通过刺激耳部穴位，达到镇静安神、调和气血的目的。长期坚持，有助于缓解压力，放松身心，从而提升睡眠质量，让我们在夜晚能够更安心地入睡。

睡前梳头

晚上梳头对睡眠也有改善作用。中医认为梳头带来的按摩刺激，可以起到平肝、熄风、开窍守神、止痛明目的作用，还可松弛神经，消除大脑疲劳，对调理五脏、稳定情绪、改善睡眠也有辅助治疗作用。

● **方法：** 可使用木梳或牛角梳，男士可用手指梳头，简单方便。

中医师亲授 祛除湿气百病消

食谱推荐

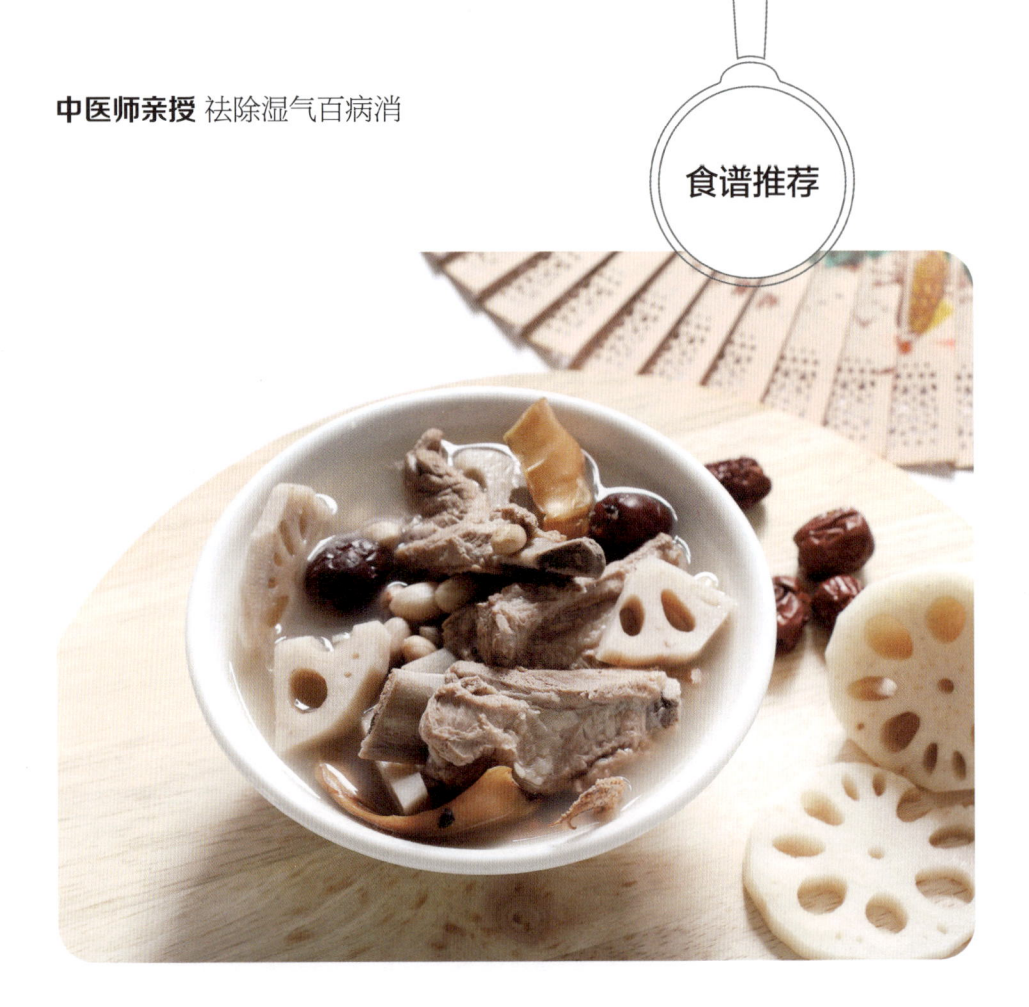

莲藕墨鱼排骨汤

原料：

排骨400克，莲藕200克，墨鱼（干）1只，花生米100克，大枣8颗，姜片适量，盐2克，鸡粉2克。

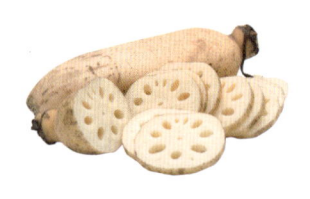

做法：

①墨鱼用清水浸泡1个小时，洗净，切成块。
②排骨斩成块，莲藕切成块。
③锅内注水烧开，倒入排骨，汆去血水后捞出。
④取一砂锅，放入姜片、排骨、莲藕、墨鱼、花生米、大枣，加水，拌匀。
⑤盖上锅盖，大火煮开后转小火煮1小时。
⑥揭盖后，加入盐、鸡粉，拌匀入味。
⑦将煮好的汤汁盛入碗中即可食用。

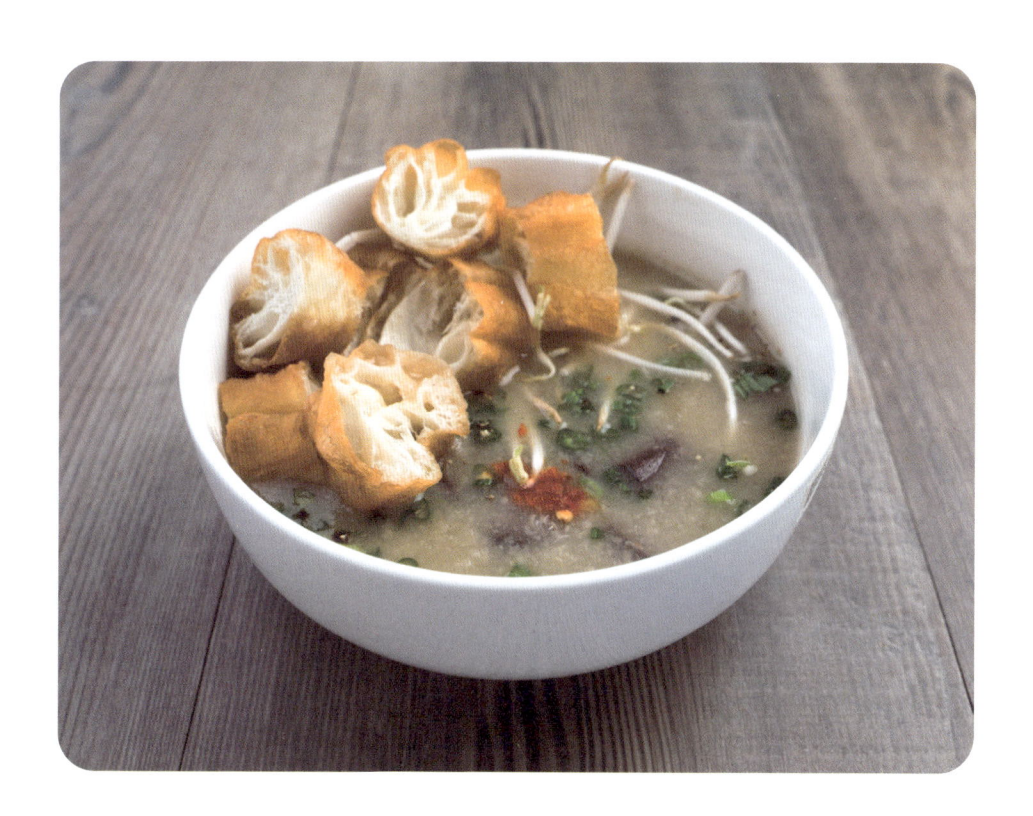

第四章 由湿气导致的常见病对症疗养

猪心豆芽汤

原料：
猪心150克，绿豆芽50克，热油条1根，干辣椒、蒜瓣、葱花各少许，盐3克，香醋2毫升，生粉2克，水淀粉、食用油各适量。

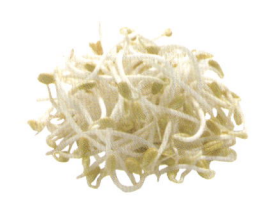

做法：
①猪心先泡一下水，洗去血水，加入适量生粉和盐抓匀；绿豆芽洗净；油条切成段。
②油锅烧热，加入干辣椒炒至变色后，加入拍扁的蒜瓣，炒出香味。
③加入猪心翻炒，炒至九成熟。
④加入绿豆芽，翻炒匀，加入水，拌匀。
⑤待汤汁沸腾，加入香醋和水淀粉搅匀，打浓汤汁。
⑥将汤汁盛入碗中，撒上葱花，泡上油条即可食用。

肥胖

生活中，有些肥胖者明明吃得不多，甚至比一般人的食量还要小，却体态臃肿。这类肥胖者往往存在一些共性特征，例如白天精神萎靡、容易困倦，身体有沉重感，部分人群还伴有大便稀溏的情况。这些其实是脾胃虚弱且湿气较重的外在表现。

中医认为，人体的代谢活动主要依赖于脾胃的强健。脾胃健旺，食物的消化与吸收过程能够顺利进行，从而避免肥胖的发生。然而，长期饮食无度，偏爱肥腻、甘甜、厚重口味的食物，会损伤脾胃功能，进而导致体内湿气加重，影响人体的正常代谢。当这些水湿在体内积聚而无法排出时，就会在体表形成肥胖的体态，这也是"肥人多湿"这一中医说法的由来。

体内湿气重的肥胖者，大多伴有口中发黏、舌体胖大且边缘有齿痕、舌苔白腻等症状。他们往往感到身体沉重，缺乏运动的意愿，容易疲劳且畏寒。因此，若要解决这类肥胖问题，需要调理好脾胃功能。通过健脾祛湿的方法，将体内的水湿排除，肥胖问题自然就能得到改善。

按摩天枢、中脘，调脾胃、除湿气

天枢穴最能通肠道、排宿便，是名副其实的减肥大穴，很多人一敲天枢穴便要跑厕所就是这个缘故。肠道通了，脂肪就不会堆积。

天枢穴在腹部的中心区域，属于胃经，又联系大肠，按摩这个穴位可以将胃气输送到肠道，使肠道的湿气排出去。肠道水湿减少，就能正常发挥其消化功能和排毒功能，消化好，湿浊及时排出，体重自然就会下降。

中脘穴为胃的募穴，又为腑会之所。脾胃互为表里，同为后天生化之本，共同协作以化体内水湿。因此，按摩中脘穴能够温中散寒、健脾祛湿、和胃理气，对于水湿引起的肥胖患者，按摩此穴位有助于调理脾胃，帮助祛除体内湿气。

天枢穴

- **位置：** 位于腹正中部，肚脐旁开2寸。
- **方法：** 每天吃过晚饭后半小时至1小时内进行按摩，两侧穴位各按揉5分钟即可。
- **功效：** 调脏腑、理气滞，促进肠道蠕动。

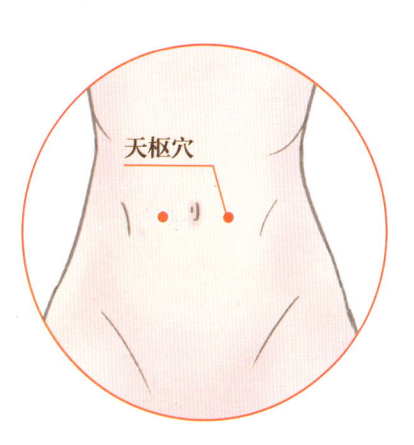

中脘穴

- **位置：** 位于上腹部，前正中线上，脐中上4寸处。
- **方法：** 将手掌掌心或掌根放在中脘穴上，按揉3~5分钟，力度不宜过大，按至局部有温热感即可。
- **功效：** 健脾和胃，补中安神，化湿降逆。

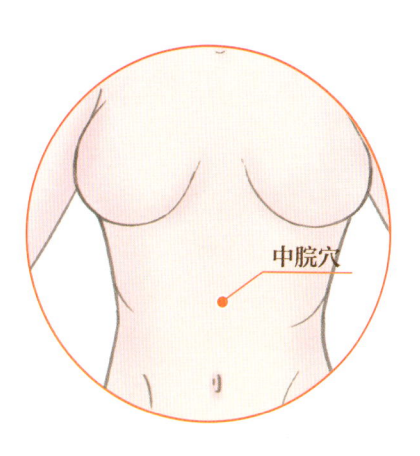

中医师亲授 祛除湿气百病消

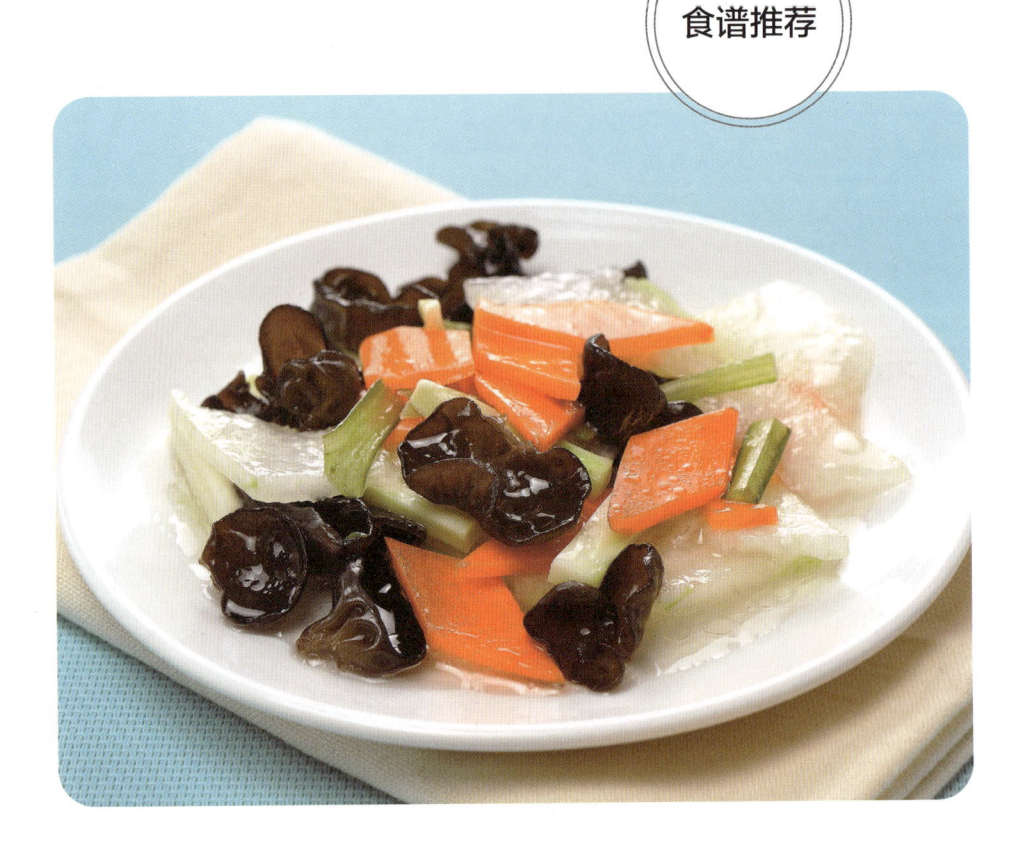

食谱推荐

胡萝卜冬瓜炒木耳

原料：

水发木耳80克，冬瓜100克，胡萝卜50克，香芹30克，蒜末适量，盐2克，鸡粉2克，食用油适量。

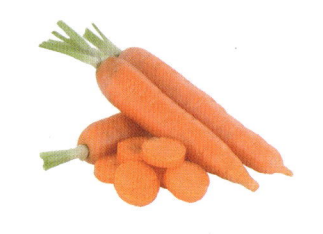

做法：

①洗净的冬瓜去皮，切成片；洗净的胡萝卜去皮，切成菱形片；水发木耳切成小朵；香芹切成段，待用。

②锅中注水大火烧开，倒入胡萝卜片、冬瓜片、泡发好的木耳，拌匀，余煮片刻至断生，将食材捞出，沥水待用。

③用油起锅，倒入蒜末，爆香，放入香芹，翻炒至断生，放入余煮好的食材，翻炒片刻，加入盐、鸡粉，炒至入味即可食用。

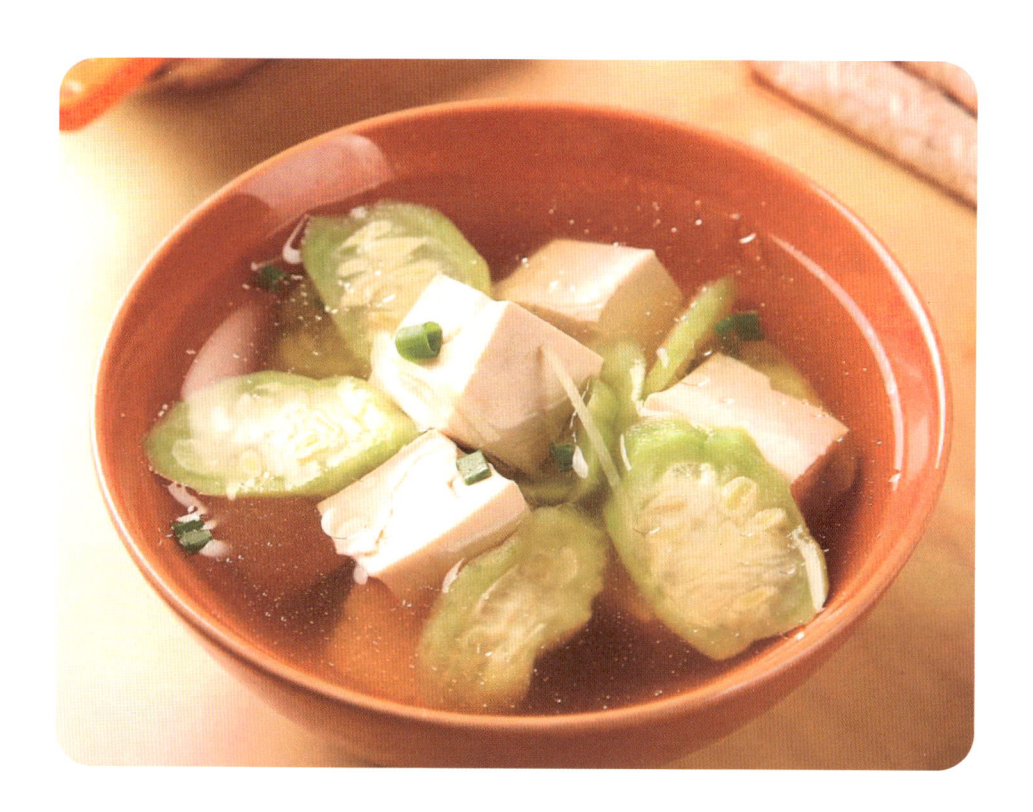

丝瓜豆腐汤

原料：

豆腐250克，去皮丝瓜80克，姜丝、葱花各少许，盐、鸡粉各1克，陈醋5毫升，芝麻油、老抽各少许。

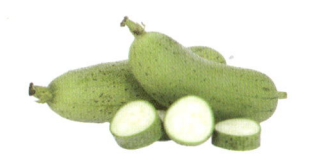

做法：

①洗净的丝瓜切厚片；洗好的豆腐先切厚片，再切粗条，最后改切成块。
②沸水锅中倒入备好的姜丝，放入切好的豆腐块，倒入切好的丝瓜，稍煮片刻至沸腾。
③加入盐、鸡粉、老抽、陈醋，将材料拌匀，煮约6分钟至熟透。
④关火后盛出煮好的汤，装入碗中，撒上葱花，淋入芝麻油即可食用。

带下病

带下病就是白带异常，主要指女性白带量明显增多，色、质、气味出现异常，或伴全身、局部症状。中医认为，带下病主要是这些疾病都发生在带脉之下，原因是脾气虚弱、肝气郁结、湿气侵入及热气急逼，累及任脉和带脉，使任脉失固、带脉失约而导致妇女发病。由此可看出，带下病的病位在任、带二脉，与脾、肾二脏关系密切。

带下病以湿邪为患，故其病缠绵、反复发作、不易速愈，而且常并发月经不调、闭经、不孕等疾病。因此，女性朋友们要重视带下病的预防，尤其要养成良好的卫生和生活习惯，勿久居湿地，经期、产后避免水中作业及生冷饮食，以免湿邪外侵、内侵；饮食宜清淡，以免辛辣油腻滋生湿热等。

艾灸带脉、关元，调经止带

女性体质本为阴性，容易受寒凉侵扰，艾为纯阳本草植物，艾灸可以充分发挥艾的作用，温阳益气，祛除湿气，通经活络。带下病常选带脉穴、关元穴进行艾灸，能起到补肾调经、清热利湿的功效。

带脉穴为带脉之所过，又主治带脉及妇人经带疾患，脉穴同名，故称"带脉"，常用来辅助治疗痛经、月经不调、赤白带下、闭经、疝气、腰痛、子宫脱垂及盆腔炎等疾病。

关元穴是任脉上的穴位，是一个补益的要穴，经常和气海、足三里配合取用，起到温中补虚的作用。艾灸主要的作用是温经散寒、温中通阳、活血通络，而在关元穴上进行艾灸有很好的补益作用，可以温中健脾、补虚通阳。

带脉穴

● **位置：** 位于侧腹部，肝经章门下1.8寸，第十一肋骨游离端下方垂线与脐水平线的交点上。

● **方法：** 艾条点燃后放于穴位上方，距离皮肤3厘米处进行熏灸，以局部有舒适温热感而无灼痛感为宜。每次灸10~15分钟，以局部微红为度。

● **功效：** 温补肝肾，通调气血。

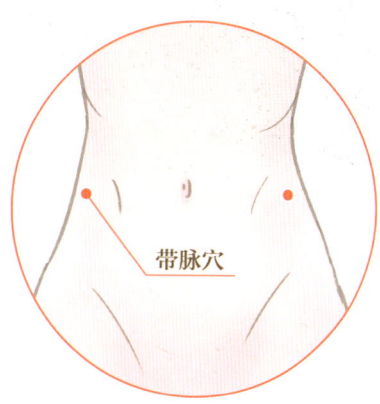

关元穴

● **位置：** 位于下腹部，前正中线上，脐中下3寸。

● **方法：** 艾条点燃后放于穴位上方，距离皮肤3厘米处进行熏灸，以局部有舒适温热感而无灼痛感为宜。每次灸10~15分钟，以局部微红为度。

● **功效：** 固肾培元，补益下焦。

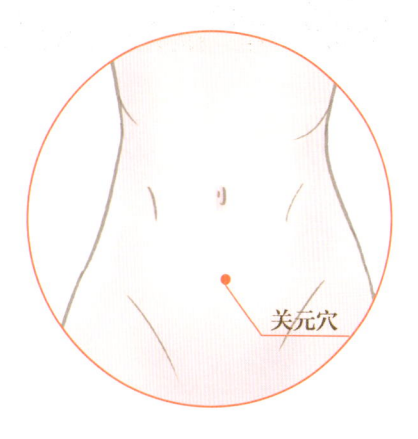

中医师亲授 祛除湿气百病消

食谱推荐

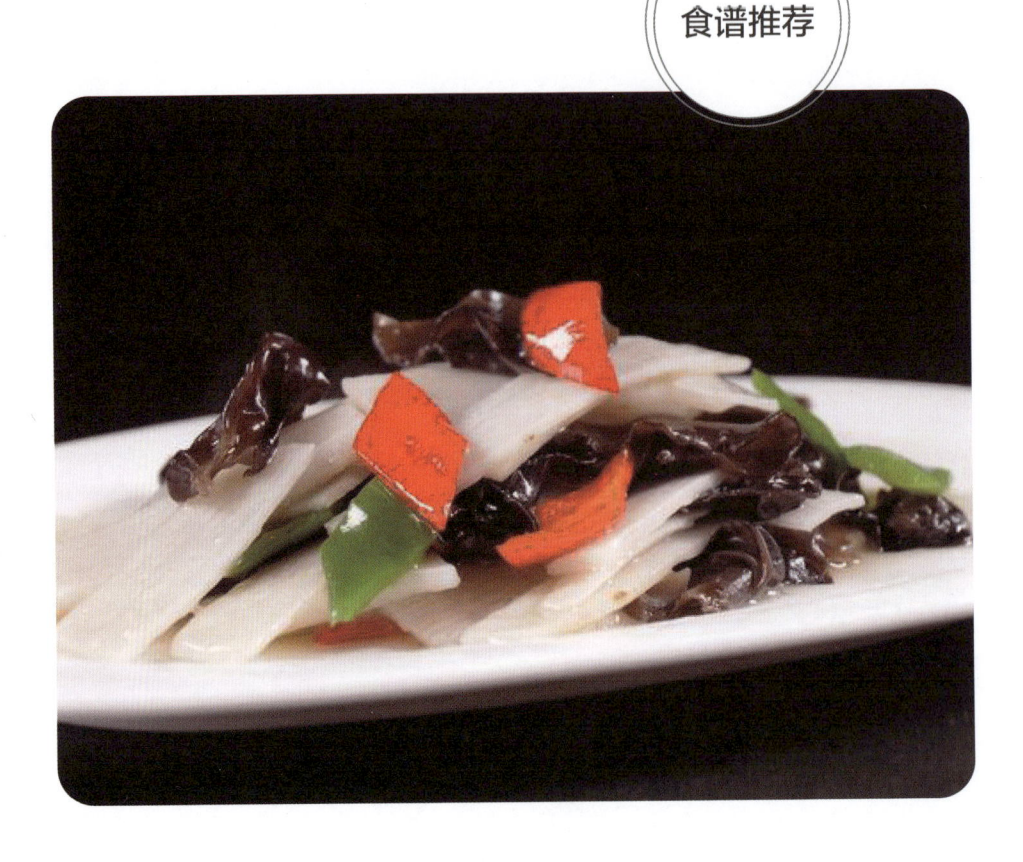

木耳山药

原料：

水发木耳80克，去皮山药200克，圆椒40克，彩椒40克，葱段、姜片各少许，盐2克，鸡粉2克，蚝油3克，食用油适量。

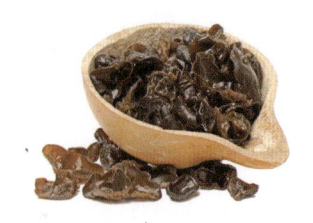

做法：

①洗净的圆椒切开，去籽，切成块；洗净的彩椒切开，去籽，切成条，再切片；洗净去皮的山药切开，再切成厚片。

②锅中注水大火烧开，倒入山药片、泡发好的木耳、圆椒块、彩椒片拌匀，汆煮片刻至断生。

③将食材捞出，沥水待用。

④用油起锅，倒入姜片、葱段爆香，放入蚝油，再放入汆煮好的食材，加入盐、鸡粉，翻炒片刻至入味。

⑤将炒好的菜肴盛出，装入盘中即可食用。

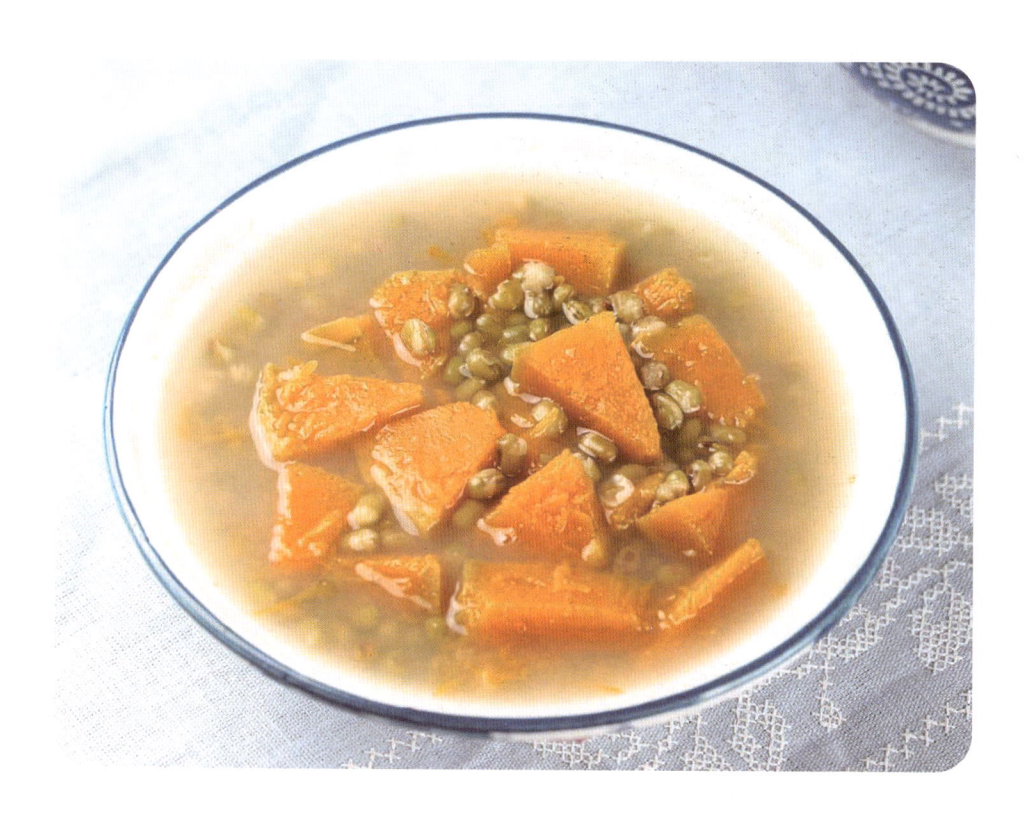

南瓜绿豆羹

原料：
南瓜50克，绿豆30克，冰糖10克，水淀粉适量。

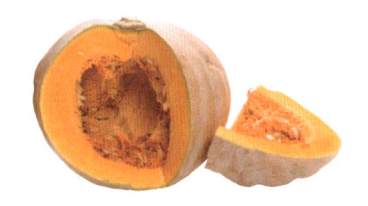

做法：
①将去皮洗净的南瓜切成片。
②锅中加入约900毫升清水，盖上盖，大火烧开。
③揭开锅盖，将泡发好的绿豆倒入锅中，盖上盖，转小火煮约40分钟至绿豆膨胀开。
④揭盖，把南瓜片倒入锅中，再盖上盖，继续煮15分钟至南瓜熟软。
⑤将冰糖倒入锅中，煮2分钟至冰糖完全溶化，加入水淀粉拌匀，将甜羹盛出即可食用。

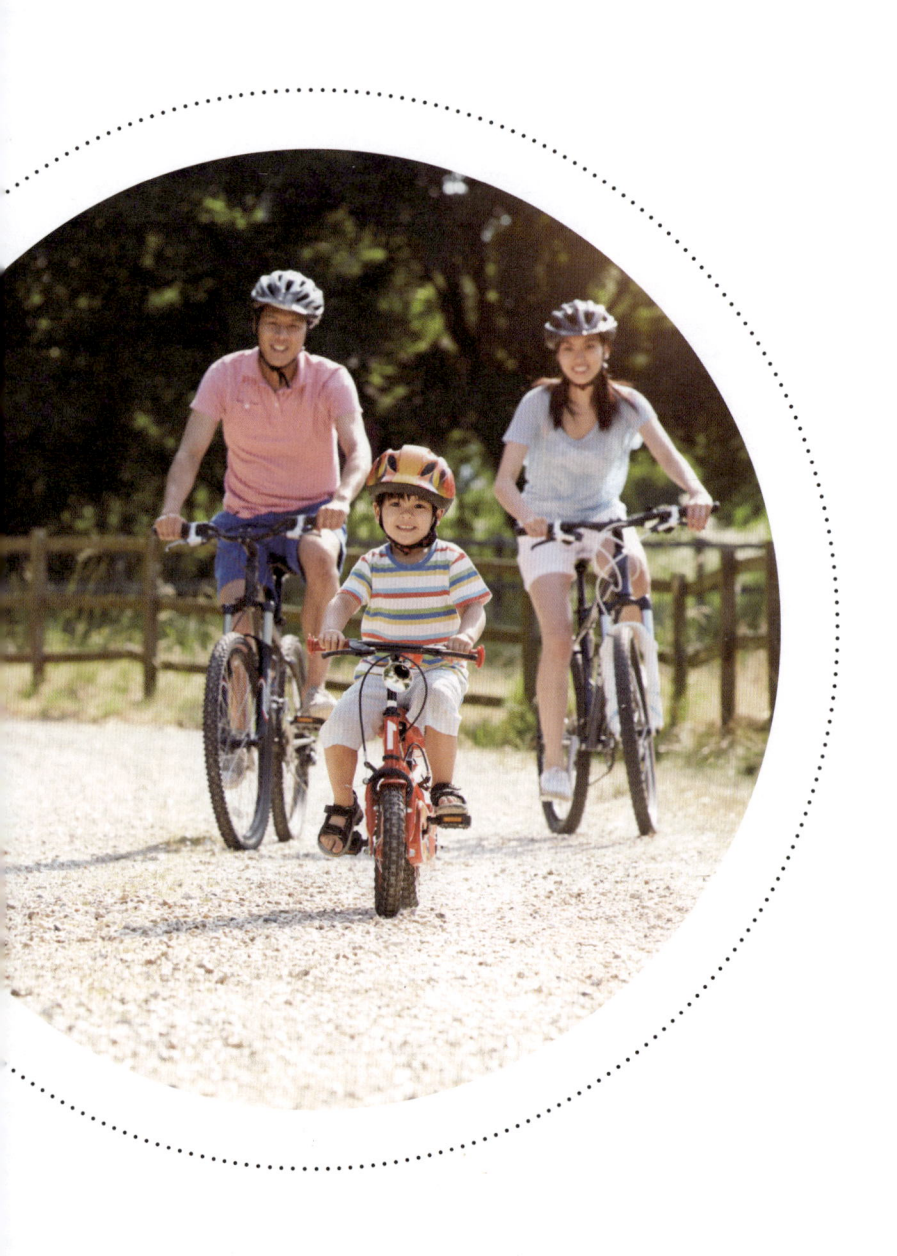

扫码查看

- AI健康规划师
- 祛湿妙招
- 药食同源课堂
- 中医养生精要

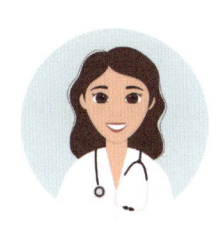

第五章 顺应天时，四季祛湿有讲究

大自然有春、夏、秋、冬四季交替的变化，而寒、暑、燥、湿、风等影响自然界的万物，形成生、长、收、藏的规律。养生要遵循四季气候变化的规律，祛湿也是一年四季都不能怠慢的事，而且在不同季节，讲究也大有不同。

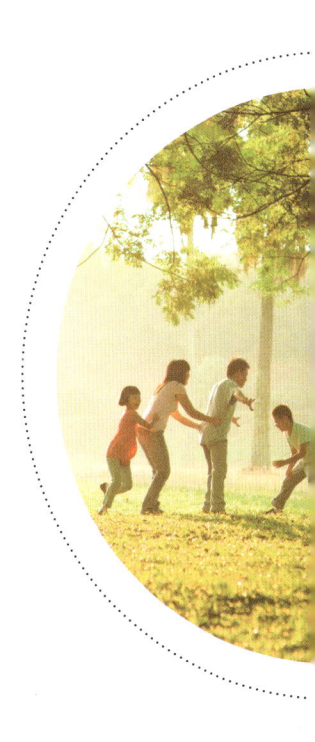

春季防寒湿

春季是万物复苏的季节。告别了寒冷的冬季，大地阳气初生，天气逐渐变暖，但寒气却依然眷恋着大地，气温忽高忽低，有时候上午还是艳阳高照，下午却下起雨来。千变万化的气候往往令身体难以适应其变化，如果身体不小心受了寒，就很容易诱发寒湿。平时应注意做好保暖工作，特别是在夜间，睡觉不要盖过薄的被子，避免寒气入侵体内。

春风不仅带来了温暖，也带来了雨水，春风夹着寒湿成为春季的显著特点。于是，风、寒、湿邪往往乘虚而入，因此风湿病在这个季节很容易复发。随着雨水的增多，逐渐进入"百病好发"的季节。此时要注意防寒、防潮、防淋雨，应时刻注意保暖，严防风湿类疾病的发生。

肝在五行属木，它的生理特性就像春季刚刚发芽吐绿的树木一样，柔软新翠、生机勃勃，主管人体一身阳气的升腾。所以春季要注意养肝，保证肝气的正常舒泄，也有利于脾气升发。脾气正常不虚，则不易受湿邪之困。

想养肝，就要保持轻松愉悦的精神状态，少吃酸味食物，多食用一些甘味食物，如红枣、红薯、胡萝卜、蜂蜜等。这类食物还有助于促进消化，帮助排出体内代谢废物。

春季是万物萌发的时节，人体的阳气也开始升发，所以春季养生要时时注意培固阳气，促进人体的新陈代谢。这个季节要早睡早起，可以多出去郊游、踏青、赏花，多走路、多运动、多晒太阳，使阳气慢慢地升起来。

春季还要注意调整生活习惯。早春的时候，乍暖还寒，有时候还来几场倒春寒，此时要注意增减衣物。老话说"春捂秋冻"，就是说早春要穿暖一点儿，不要着急换下冬衣。

春季的饮食要以清淡为主，少吃辛辣、油腻及生冷的食物。在春暖花开的时节，还要注意加强锻炼和增加室外活动，做做体操、练练气功，增强体质及抵御寒湿侵袭的能力。

食谱推荐

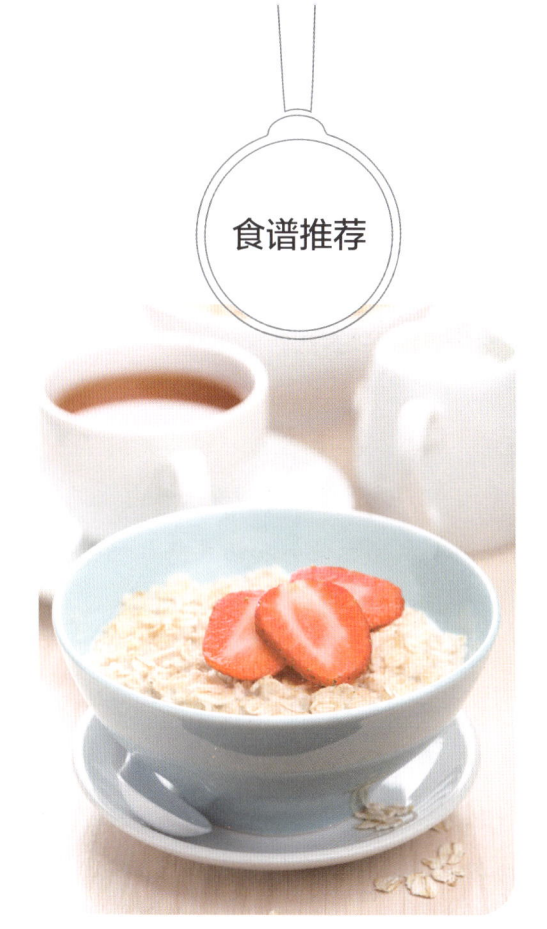

第五章 顺应天时，四季祛湿有讲究

草莓燕麦片

原料：

燕麦片200克，草莓30克。

做法：

①草莓切块。
②砂锅中注入适量清水烧开，倒入燕麦片。
③加盖，大火煮3分钟至熟。
④揭盖，将燕麦片盛入碗中，再加上草莓块即可食用。

爽口茼蒿

原料：

茼蒿200克，红椒20克，蒜末5克，盐2克，鸡粉2克，生抽5毫升，蚝油3克，白糖2克，食用油适量。

做法：

①茼蒿洗净，沥干水分；红椒切成丝。
②把蒜末、红椒丝、盐、鸡粉、生抽、蚝油、白糖放入碗中，拌匀，淋上热油，调成酱汁。
③取一个大碗，放入茼蒿，淋入酱汁，拌匀。
④将拌好的茼蒿装盘即可食用。

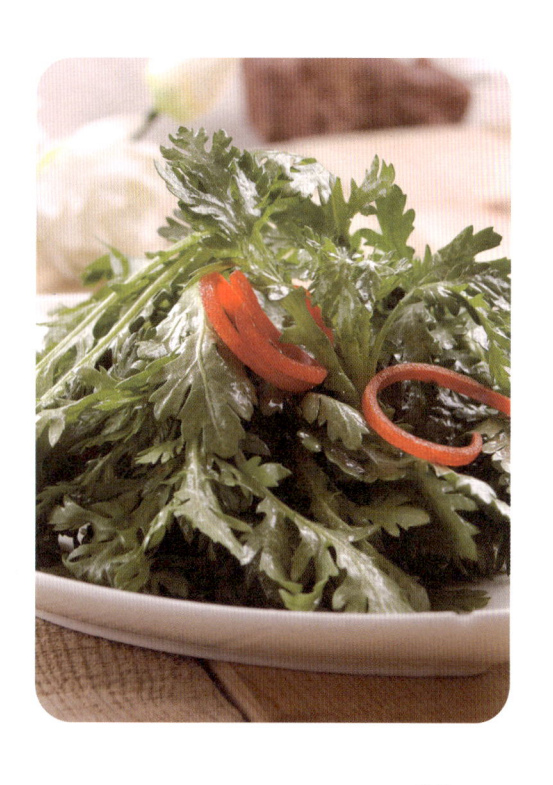

中医师亲授 祛除湿气百病消

夏季既要防暑湿，也要警惕寒湿

　　夏季气温高、雨水多、空气潮湿、天气闷热，人们的生活环境中充满了暑热潮湿之气，因此在这个季节应注意清热祛湿，避免湿热潜藏在人体内。

　　中医认为，湿性重浊且黏滞，容易阻碍气机，由此引发的疾病往往缠绵反复，难以迅速康复。这正是湿邪的独特病理表现，也是夏季常见疾病的典型特征。炎炎夏日，闷热难耐，常有患者抱怨身体乏力、四肢沉重如铅、昏昏欲睡，或肠胃功能紊乱，表现为食欲不振、腹部不适乃至腹泻等。此外，部分人还会遭遇情绪烦躁、全身乏力、食欲减退的困扰。中医将此归咎于"暑伤气"，也就是我们常说的"苦夏"。苦夏之所以苦，其根源在于脾胃功能受损。若想"苦夏"不苦，关键在于积极防暑并有效祛湿。

　　夏季气温高，大家都在警惕暑湿，其实除了防暑湿，夏季还要注意防寒湿。肯定有人会疑惑：夏季这么热，怎么还要防寒湿呢？随着生活水平的提高，人们全天24小时基本上都在利用空调纳凉，冰箱里常备着冷饮、冰镇西瓜等。实际上，夏天昼夜吹空调很容易让寒湿乘虚而入，尤其进入后半夜，随着室外温度的降低，人在低温的空调房间里很容易受凉。夏季阳气浮越于外，身体处于外凉内寒的状态，如果再贪食冷饮、冷食，脾胃功能很容易受损。

　　夏季饮食上应以清淡为主，少吃油腻、生冷的食物，切忌直接食用刚从冰箱内取出的食物。夏季，人的食欲普遍下降，可适当食用辣椒，以缓解湿热、增加食欲，但不能食用过多，否则容易上火。夏季应重视保护脾胃、补益脾阳，糯米、莲子、山药、太子参、茯苓等都是适合夏季的清补健脾之品。

　　夏季的清晨或傍晚时，气温较低，此时可以做一些简单的运动，以强壮身体、增强抗病能力。不过夏季运动要把握好度，不宜在高温闷热的环境下锻炼，运动强度也不宜过大，不宜出汗过多，要以运动后身体不感明显疲乏、气短为度。如果在运动过程中出现头晕、心慌等身体不适，要马上停止运动，以免发生意外。运动出汗后，应及时补充水分。

食谱推荐

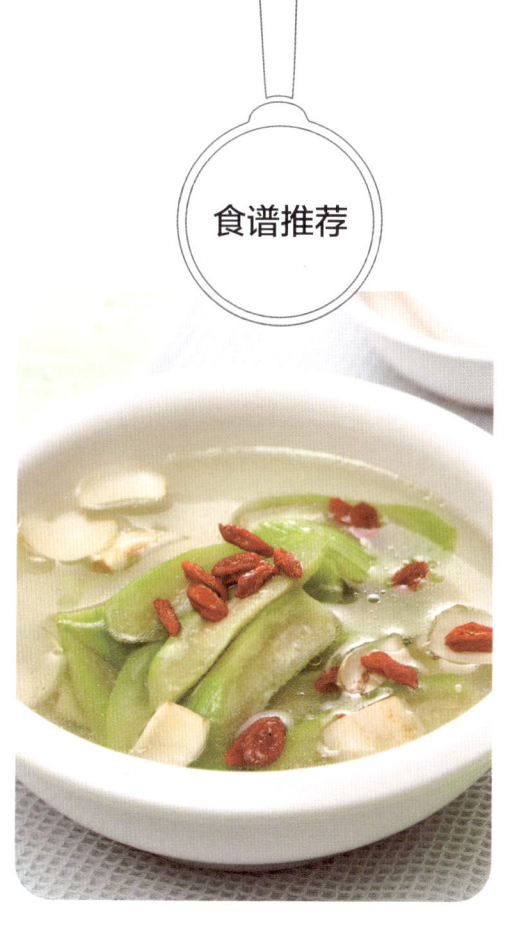

第五章 顺应天时，四季祛湿有讲究

枸杞百合炖丝瓜

原料：

丝瓜200克，鲜百合50克，枸杞子10克，盐、鸡粉各3克，食用油适量。

做法：

①丝瓜去皮，先切成条，再改切成片；百合掰成瓣。
②砂煲中注入适量清水，下入丝瓜、百合、枸杞子，滴入少许食用油，盖上盖，小火煲30分钟。
③揭开盖，加入盐、鸡粉，拌匀调味即可食用。

红豆山药羹

原料：

水发红豆150克，山药200克，白糖、水淀粉各适量。

做法：

①洗净去皮的山药切成小丁，备用。
②砂锅中注入适量清水，倒入洗净的红豆，用大火煮开后转小火煮40分钟，放入山药丁，用小火继续煮20分钟至食材熟透。
③揭盖，加入白糖、水淀粉拌匀，关火后盛出煮好的红豆山药羹，装入碗中即可食用。

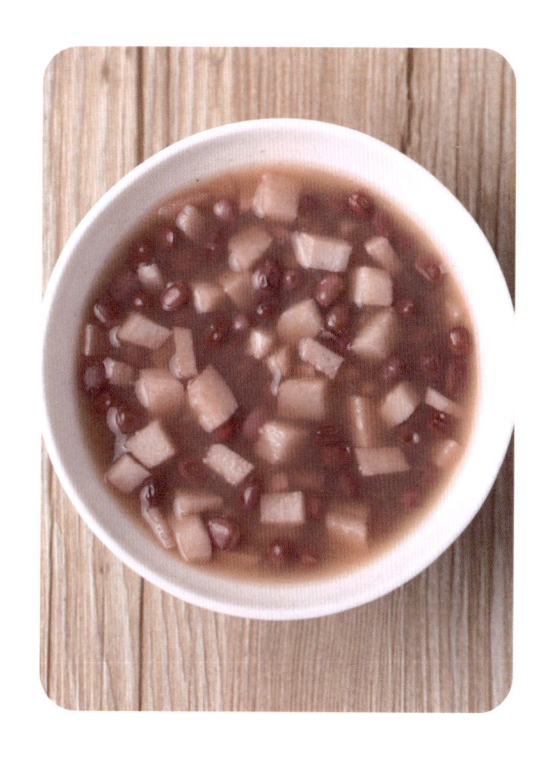

秋季祛湿气

秋季是阳气渐收、阴气滋长的季节，随着炎夏的离去，天气慢慢转凉。在这个季节里，大地呈现出干燥之象，人们往往会有口鼻、皮肤干燥的感觉。不过，在秋季做好防燥措施的同时，也不可忽视防湿。

酷热的夏季过去，很多人由于在夏季大量进食冷饮、吹空调，出现了脾胃功能减弱的现象。到了秋季，天气变得凉爽，人们的食欲逐渐好转，倾向于多吃一些含有丰富蛋白质、高油脂的食物，即人们常常说的"贴秋膘"。然而此时脾胃还比较虚弱，如果在此时吃太多高蛋白、高油脂的食物，会加重脾胃的负担。因此，为了保证身体运化功能正常，一定要养护好脾胃。

秋季应注意控制饮食，尽量少食多餐，早上可以喝一些煮得比较黏稠的粥，等肠胃调整过来再考虑进补。古人云："早卧早起，与鸡俱兴。"意思就是，在秋季，人们的起居规律要与鸡的起居时间一致，鸡早上打鸣出窝的时候人就要起床，晚上鸡进窝的时候人就要睡觉。秋季的早晨空气清新，早起锻炼身体不仅可以接受阳光的沐浴，还接受了耐寒训练，使身体能适应寒冷的刺激，增强身体对天气变化的适应能力，从而为抵御冬天的寒湿做好准备。早睡是为了避免秋凉，同时收敛阴气，收藏阴精。秋天阳消阴长，早睡早起，顺应天地的气机，让身体顺应大自然的变化，收敛气机、藏精补精是最好的养生方法。

扫码查看
- AI健康规划师
- 祛湿妙招
- 药食同源课堂
- 中医养生精要

第五章 顺应天时，四季祛湿有讲究

食谱推荐

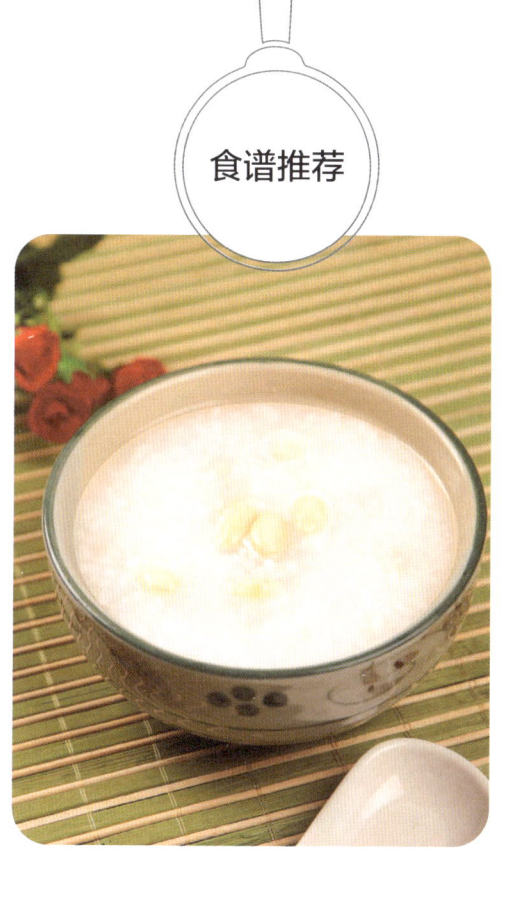

白扁豆粥

原料：

白扁豆100克，粳米100克，冰糖20克。

做法：

①砂锅中注水烧开，倒入泡好的粳米，加入泡好的白扁豆拌匀。
②加盖，用大火煮开后转小火续煮1小时至食材熟软，揭盖，加入冰糖，搅拌至冰糖溶化。
③关火后盛出煮好的粥，装碗即可食用。

红豆蔬菜蒸饭

原料：

水发红豆90克，大米140克，红椒50克，盐3克，鸡粉3克，香菜适量。

做法：

①红椒切丁。
②香菜切碎。
③生米中注入适量清水，倒入红椒丁、香菜、红豆，加入盐、鸡粉拌匀。
④放入蒸锅中，加盖，中火蒸20分钟至食材熟透。
⑤揭盖，关火后取出即可食用。

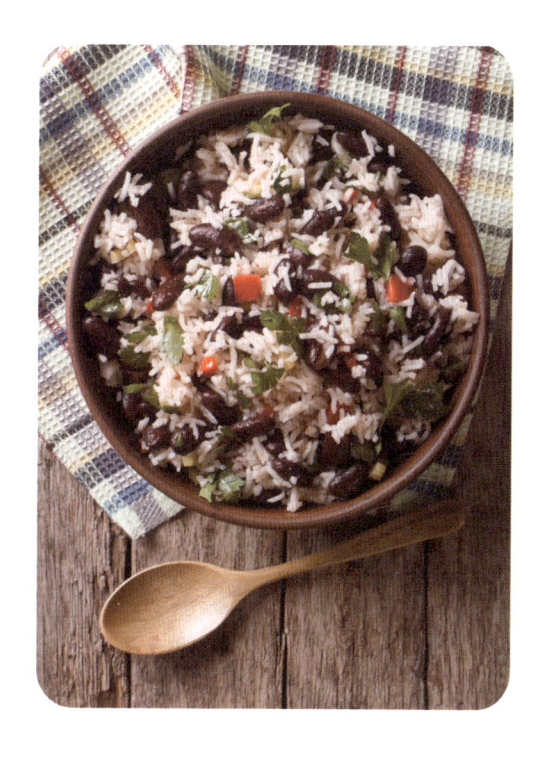

冬季谨防风、寒、湿

冬季，作为一年中阴气最盛、气温最低的季节，对身体的养护尤为关键。在这个季节，我们要特别注意避免阳气的外泄与损伤。中医推崇"补肾防寒"的理念，将养肾固精视为冬季养生的主要原则。

养肾固精的核心在于敛阴护阳。为此，调整作息，早睡晚起，尽量在太阳初升时起床，以顺应冬季闭藏的自然规律。同时，冬季的保暖措施也是不可忽视的一环，应避免过多出汗，以防阳气流失。

随着冬季气温的急剧下降，体内湿气与元气若不足，身体易受寒邪、风邪的侵扰，导致血脉凝滞。特别是中老年人，由于身体机能下降、血管硬化，更易受到寒冷的影响，血管可能因此大幅收缩，甚至面临破裂的风险。因此，冬季要注意保暖防风。

在冬季，进补也是养生的重要一环。通过补肾养肾，可以充盈肾精。建议多食用营养丰富、热量较高且易于消化的食物，如羊肉、猪肉等。此外，补脾也能达到补肾的效果，因此可以吃一些粳米、山药、莲子等温性运脾的食物，或选择鳝鱼、鲢鱼等水产品来补充营养。

冬季也不能缺少锻炼。在天气晴好、阳光充足的日子里，多到户外活动，享受阳光的沐浴，有助于提升阳气。适当的体育锻炼不仅能增强体质，还能有效排出体内的寒湿之气，保持身体康健。临睡前，用热水泡脚也是一个很好的养生习惯，它能温暖身体，帮助我们更好地抵御风、寒、湿的侵袭。

冬季养生需全面考虑，从调整作息、保暖防风、合理进补到坚持锻炼，每一环节都不可忽视。只有这样，我们才能度过一个健康、舒适的冬天。

食谱推荐

第五章 顺应天时，四季祛湿有讲究

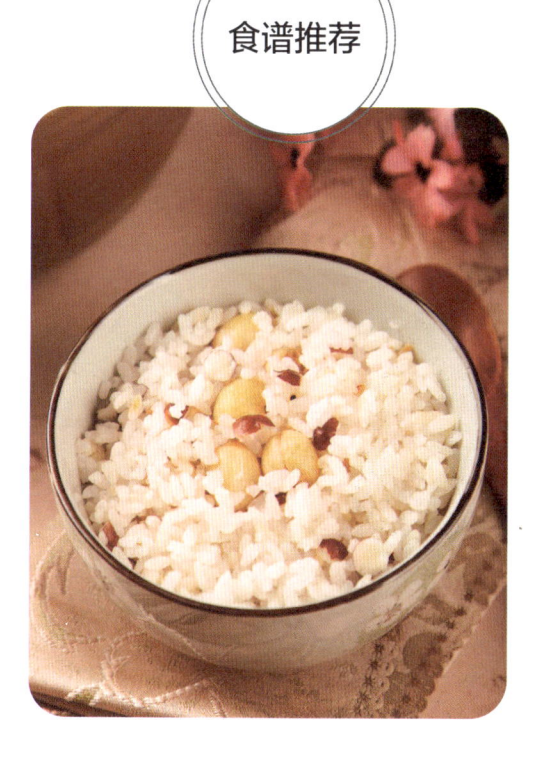

莲子芡实饭

原料：

水发大米250克，水发莲子50克，水发芡实40克。

做法：

①砂锅置于火上，倒入备好的大米、莲子、芡实，注入适量清水，拌匀。
②盖上盖，用小火焖煮30分钟至食材熟透。
③关火后揭盖，盛出焖煮好的莲子芡实饭，装入碗中即可食用。

葱香带鱼

原料：

带鱼1条，姜片、葱段各适量，盐3克，料酒10毫升，生抽5毫升，老抽3毫升，白糖3克，食用油适量。

做法：

①带鱼洗净，切成段，用纸巾把水吸干，放入碗中，加入姜片、葱段、盐、料酒、生抽、老抽、白糖，腌渍20分钟。
②煎锅里倒入食用油，放入腌渍好的带鱼、姜片和葱段，煎至带鱼熟透，两面呈金黄色即可食用。

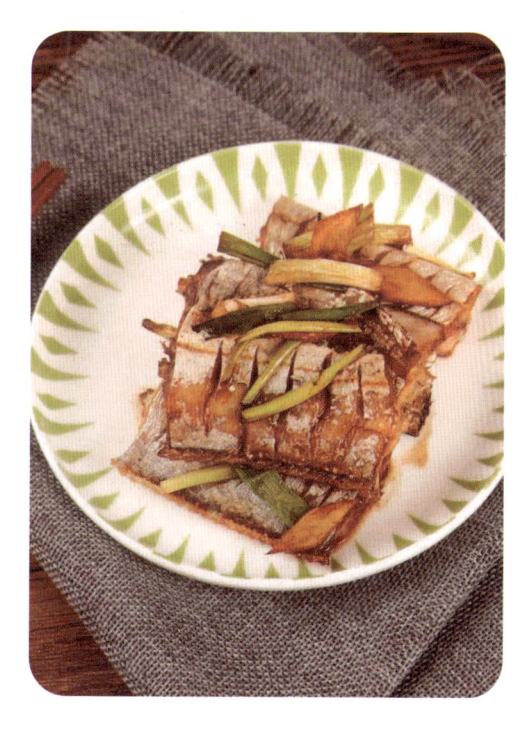

扫码查看

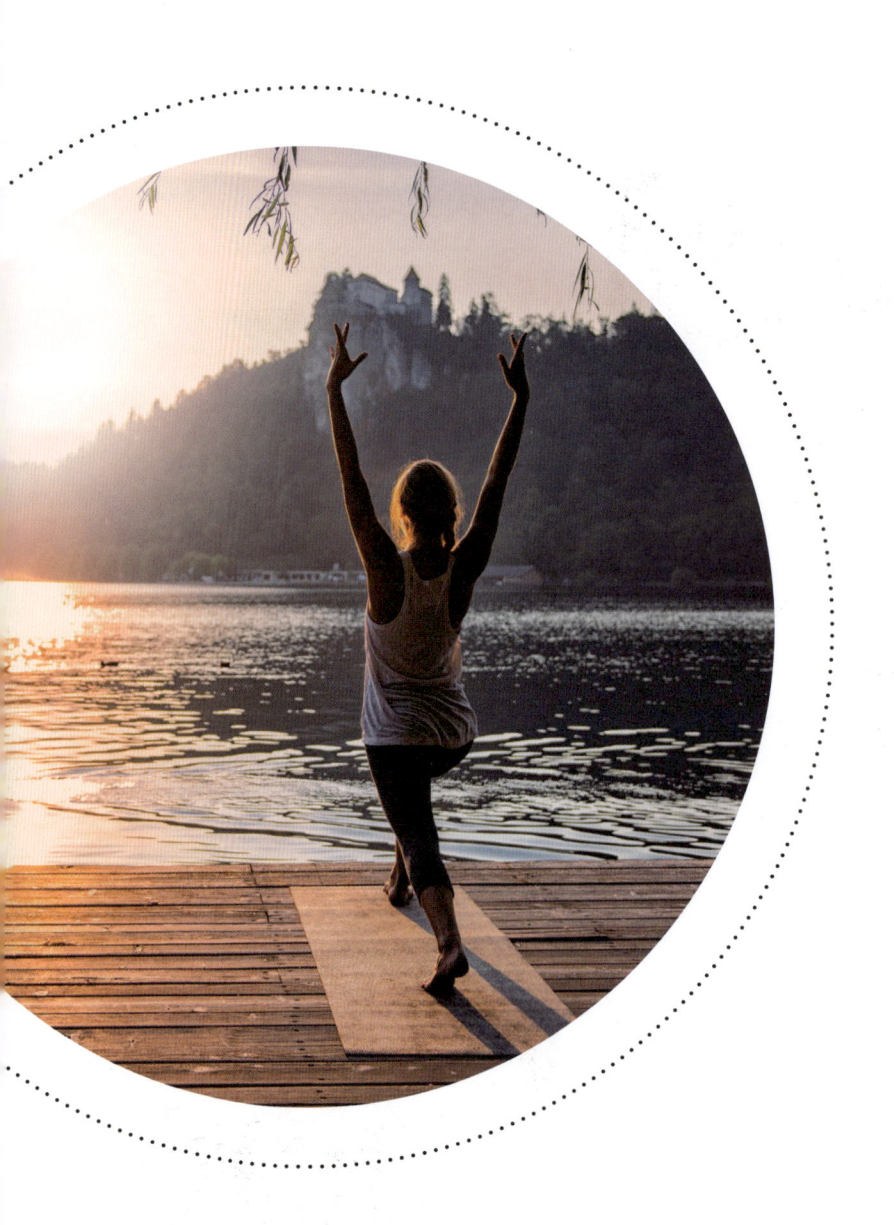

- AI健康规划师
- 祛湿妙招
- 药食同源课堂
- 中医养生精要

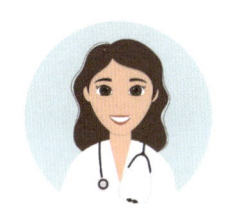

第六章 好习惯，帮助身体除湿

在日常生活中，一个人的心态、饮食、睡眠、排泄等均与身体的代谢密切相关，如果以上各方面都正常，湿气就很难产生。因此，我们应该养成良好的饮食习惯和生活习惯，从生活细节入手，通过一些小方法祛除湿气，成就健康的自己。

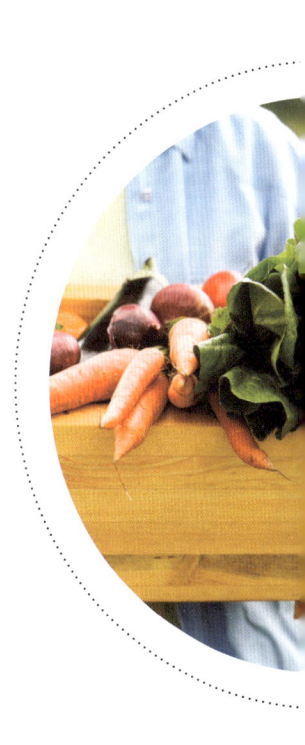

中医师亲授 祛除湿气百病消

保持好心情

可能很多人都不知道，人的心情和体内的湿气情况是有很大关系的。《黄帝内经》中提到："余知百病生于气也，怒则气上，喜则气缓，悲则气消，恐则气下，寒则气收，炅则气泄，惊则气乱，劳则气耗，思则气结。"由此可见，不良的情绪会引起气机失常，或者导致气的不足，引起内分泌失调，免疫功能下降，外在表现出各种病症。

有些人饮食习惯健康，远离肥腻食物，热衷运动且生活规律，按理说他们的身体应处于良好状态。然而，实际情况是，部分人即便如此却仍患有代谢类疾病。为什么会这样呢？究其原因，主要是他们承受着巨大的精神压力。长期情绪郁结会干扰气机的正常运行，进而影响身体的代谢功能。尤其是生活在大城市的年轻人，生活节奏快，工作压力大，这些因素在不知不觉中影响着他们的情绪。若不及时调整，这些不良情绪将干扰体内水湿代谢，导致身体出现各种问题。

中医认为，肝脏主导疏泄，调控情绪。肝气郁结会导致情绪失常，而肝气顺畅则带来心境平和。在水湿代谢过程中，肝气的正常疏泄确保水湿通道畅通，及时将体内水湿运送至所需之处，避免水湿失衡。情绪不佳易致肝气郁结，依据五行学说，肝郁可能引发脾虚，产生湿邪。因此，保持好心情有助于体内水液代谢正常，加速湿气排出，维持身体健康。

日常生活中，我们要时时保持平和的心态，以下这几种方法可以帮助你静下心来。选择适合自己的方法，长期坚持下去，能让浮躁的心情慢慢平静下来。

静坐冥想

闭上眼睛，盘腿安静地坐着，双手大拇指轻触无名指根，并轻握成拳，分置于膝盖上，手臂自然打直，把注意力倾注在鼻尖，慢慢感受自己的呼吸，让所有的感官都慢下来。刚开始时不要有别的要求，也不要有任何目的，只是单纯地闭上眼睛坐好就行。不要急，也不要想这样做会有多少好处，先放空自己，让自己不再产生想法。很快你就会发现，心里的波澜慢慢就消失了。

练字

练字是一个简单又方便的方法，但是练字需要有一定的定力。可以练毛笔字，也可以练钢笔字，只要能把你的心收到笔尖上来就好。在一撇一捺之间，感受弧线的优美；在一勾一画之中，感受平静的情绪。

看书

看书是一项很有趣，也很有意义的活动，从书中慢慢找回纷乱的心神，从书中的故事开始，带动人往深处思考。在别人的故事里，思考自己的人生，慢慢地就会发现，自己的心态越来越平和。

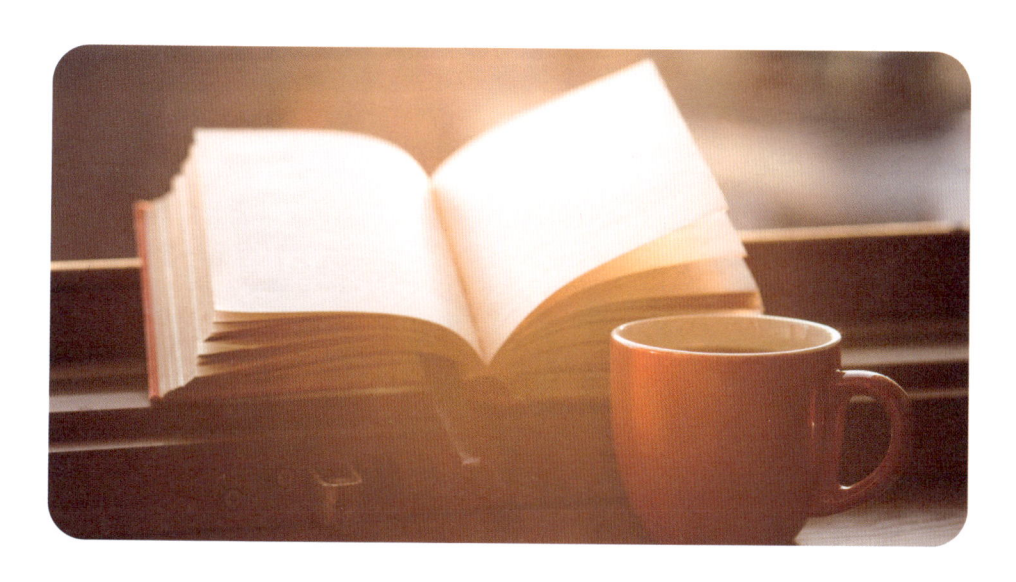

养成良好的饮食习惯

很多人好像是突然发现自己体内湿气很重的,但实际上,湿气并不是突然侵入体内的,往往是因为在生活的细枝末节中未注意防湿气,日积月累之下,体内的湿气就会越来越重。在日常生活中,一个人的饮食习惯与体内湿气的产生密切相关。最常见的是经常喝冷饮、吃凉菜、喝啤酒、吃油腻的食物,又或者长期暴饮暴食,都会影响脾胃的运化功能,造成水湿无法运化而停留在体内,加重身体的湿气。因此,要想远离湿气,饮食方面一定要多加注意。

饮食要清淡

油腻、过咸的食物会加重体内的湿气,所以祛湿的第一步就是调整饮食习惯,减少盐分的摄入,尽量保持低脂饮食。

多吃豆类

很多豆类都是有祛湿效果的,如白扁豆、红豆、绿豆等。而且豆类的维生素和蛋白质含量也很高,湿热天气多用这些豆类煮汤食用是非常好的。

多吃粗粮,少吃细粮

在日常饮食习惯中,多数人吃的都是细粮。细粮口感好、热量高,但也容易助湿。与细粮相对,粗粮含有丰富的膳食纤维,以及人体所需的氨基酸、维生素和矿物质等多种营养成分,其中维生素和矿物质的含量要比精白米面多出好几倍。从营养上来看，粗粮比精白米面的价值要高；而对于肥胖或脾胃功能不好的人来说，多吃粗粮更能起到调养身体的作用。

多吃蔬菜、水果

多吃蔬菜、水果有助于清除体内堆积的毒素与废物。如多吃菌类食物，如蘑菇、黑木耳等，可起到解毒、增强免疫机能和抑制癌细胞的作用；多吃冬瓜、山药、白萝卜、红枣、橘子等食物，有助于利湿健脾。

少吃生冷、寒凉的食物

夏天大家都贪凉，所以很多人夏天都会喝很多冷饮，虽然有降暑效果，但是也会损伤脾阳，加重体内的湿气。西瓜虽属于夏季应季水果，但却是寒凉的水果，我们只可以少量食用，更不要吃冰镇西瓜。

荤素搭配适宜

俗语说："鱼生火，肉生痰，萝卜白菜保平安。"多吃鱼容易助热生火，多吃肉则容易助湿生痰，经常大鱼大肉可能会造成体内积热生痰，甚至逐渐形成痰湿、湿热的体质。湿热、痰湿是造成身体失调的重要病邪，尤其是痰湿重会伤脾胃、伤肺。适当吃素可以清理和祛除体内多余的湿热、痰湿等，可选择五谷杂粮、蔬菜、水果、菌类等食物，形成荤素搭配、适当素食的饮食习惯，使湿热、痰湿及时排出体外，不在体内蓄积。

不酗酒、少吸烟，远离湿气

不酗酒，避免湿浊堆积

中医认为，酒属于辛辣刺激的饮品，很容易引起体内水湿内停或湿热症，因此酒喝多了会让体内湿气内盛。而且长期或过量饮酒容易对脾胃造成损伤，导致脾脏运化水湿的功能下降，造成体内水湿或湿热的停留，时间一长，容易形成湿性或湿热体质。酒伤脾胃的同时，对肝脏、心血管、大脑等也会产生不利影响。长期大量饮酒会导致酒精性肝损害，形成酒精性肝炎甚至是酒精性脂肪肝和肝硬化，并且会影响血脂、血糖代谢，形成或加重脂肪肝，加快动脉粥样硬化的发生、发展等。

对于喜欢喝酒的人来说，祛湿首先要做的就是戒酒或者减少饮酒量，尤其不能酗酒，一旦因过量饮酒超出了身体的排湿能力，身体内的湿气就会越来越重。

少吸烟，以免湿热伤身

众所周知，吸烟对人体的健康有很大的危害。据有关资料统计，香烟燃烧时会释放38种有毒的化学物质（如焦油、尼古丁等），对口腔、喉管、肺部均有损害。烟雾通过呼吸道进入肺部，损伤肺气。肺气一伤，水液代谢失常，则湿气停留在体内无法排出。同时，吸烟容易引起口干舌燥，体内郁结的湿气往往转化为湿热，吸烟的时间一长，会导致湿热蕴结、阻滞气血、瘀血内结，身体出现各种病理变化，疾病丛生。由此可见，吸烟是湿气内盛的主要原因之一，减少吸烟可有效避免湿邪对人体的伤害。

适量运动,促进气血循环

当今社会,很多上班族经常在电脑前一坐就是一天,下班回家也是坐在沙发上看电视。久坐不动会影响人体的血液循环,使腿脚变得肿胀、麻木,身体疲倦乏力。除此之外,久坐还会使人体阳气持续减弱,引发湿邪入侵。运动较少的人经常会感觉身体沉重、四肢无力,这其实是体内有湿气堆积的缘故。越是不爱运动的人,体内瘀积的湿气越多,身体越容易出现疾病。适当地进行跑步、游泳、健走等运动,可促使人体排湿,身体器官协调运作,保持健康。

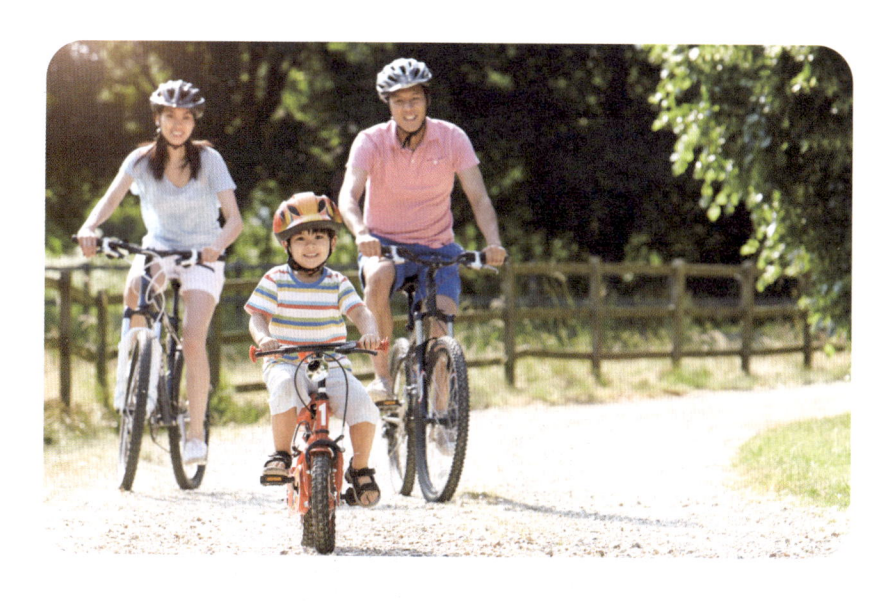

不过,出汗除湿应有度,一旦汗出过度,反而容易损伤身体。如果运动时出汗太多,身体就会感觉疲劳、乏力,甚至气短、接不上气,这是气随汗泄过多、耗损了人体元气、气息虚弱的表现。很多人以为运动可以祛湿减肥,于是每天加大运动量,通过快跑达到大汗淋漓的效果,以此达到排湿减肥的目的。然而,这样做很可能事与愿违。骤然大量出汗,虽然排出了体内的一些湿气,

中医师亲授 祛除湿气百病消

但气随湿而泄，湿的代谢通道有可能会变得更加不通畅，导致湿气集聚。这也是有的人即便每天快跑，也没减轻体重、祛除湿气的主要原因。

俗话说"动生阳"，运动可以升发阳气，阳气可以将滞留的湿邪缓缓蒸发掉。但祛湿当以微微出汗为佳，不可大汗淋漓。微微出汗就是让体内的湿气慢慢蒸腾排出，解除了湿气的瘀积，打通了代谢的通道，使得湿邪不再重新积聚，从根本上解除湿邪的危害。因此，平时运动要适度，中老年人可以采取散步的方式，年轻人可以采取慢跑、快走的方式，达到微微出汗的效果就可以了。

此外，中医认为，汗由心所主，若出汗量过多，可能会引发心悸、睡眠障碍等问题。夏天出汗后，不宜立刻进入有空调或者较为阴凉的房间。因为此时人体的汗孔处于张开状态，骤然进入低温环境会使汗孔迅速关闭，排湿的通道闭塞，湿气无法顺利排出体外。正确的做法是，及时更换被汗水浸湿的衣物，并将汗液擦干或等待其自然干透后，再去吹空调或洗澡。

除了慢跑、快走等常见的运动，游泳、瑜伽、太极、跳绳等也是很不错的选择。不过，无论进行哪种运动，都要把握好度，避免运动过度带来的负面影响。

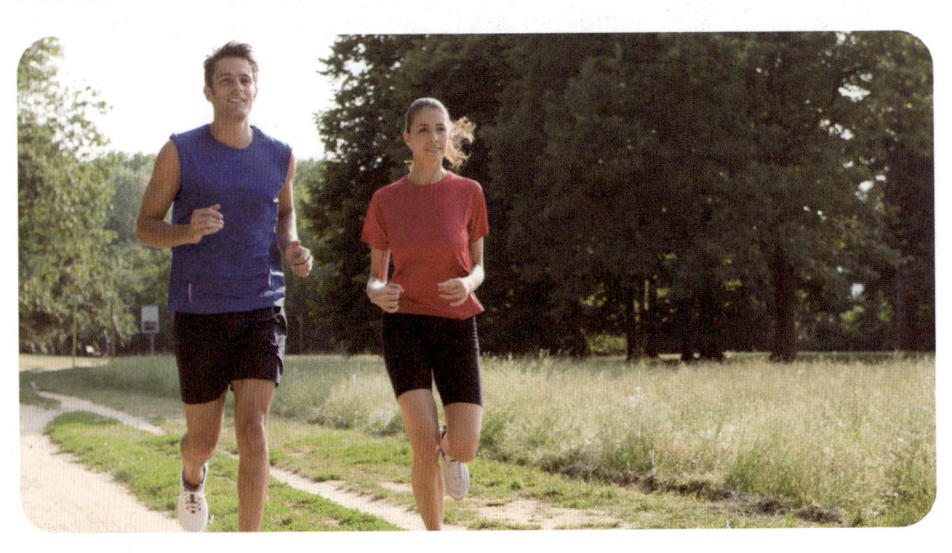

保持充足睡眠，促进湿气排出

睡眠是养生的第一要诀，有关研究表明，睡眠是人类自身对脑和整个神经系统的有效调节。在高质量睡眠状态下，体内会出现一系列有利于生理的变化，起到祛病延年的作用。

随着生活节奏的加快，很多人早上醒来会感觉头昏脑涨、没有精神，甚至心情烦躁。其实，这可能是睡眠不好、湿气侵袭身体造成的。如果睡眠时间不足或睡眠质量不好，容易导致脏腑功能下降，水湿运化就会受到影响，体内湿气无法及时排出。因此，保证充足的睡眠时间，保持良好的睡眠质量，有利于防止湿气入侵。

睡觉的讲究

不要带"气"入睡

随着人们生活节奏的加快，很多人每天忙于工作和家庭琐事，身心得不到放松，一到晚上安静的时候，白天的糟心事往往就会涌上心头，导致心里憋着气。千万不要带着怨气入睡，这样不仅会伤肝，百病也会找上门来。中医认为，愤怒、烦躁的情绪会使肝气上逆，导致肝气郁结，最终形成抑郁症。明显的特征就是胸闷气短、心情抑郁，容易失眠、多梦，对健康非常不利。

不要带"湿"入睡

生活中很多人刚洗完澡，身体还带着湿气，便进入卧室准备睡觉。也有的人洗完澡后，头发还没有完全地干透，就准备睡觉。这些生活习惯都会导致湿气在睡眠时入侵我们的身体，危害我们的健康。

中医师亲授 祛除湿气百病消

常按揉三个穴位，健脾又祛湿

按摩身体各部位穴位，具有缓解疲劳、释放压力、放松机体、通经活络等功效，是生活中很常见的一种养生方式。通过穴位按摩来排湿是中医祛湿的一种有效方法，也十分简单易学，在家就能自己动手。

脾主湿，喜燥恶湿，脾脏对体内的水湿具有运化作用，能促进水液的代谢。如果脾脏功能出现问题，湿邪就会在体内泛滥，湿气重只是表象，湿气重的关键原因是脾虚不能运化湿气，湿气重还容易伤脾，而脾伤又会加重湿气，形成恶性循环。因此，祛湿的同时要健脾，才能打破恶性循环，将湿气彻底排出体外。

人体中有三个穴位具有健脾利湿的作用，即足三里、曲池和阴陵泉，日常按一按这三个穴位，能起到健脾和胃、疏通经络、通调周身气血的作用。脾气健运，阴阳平衡，脏腑通利，五脏六腑功能正常，水湿自然而然就得以运化。

足三里穴

● **位置：** 位于小腿前外侧，犊鼻下3寸，距胫骨前缘一横指（中指）。

● **方法：** 用大拇指指腹按压或顺时针揉按足三里穴5分钟，有酸胀感即可。

● **功效：** 调理脾胃，疏风化湿。

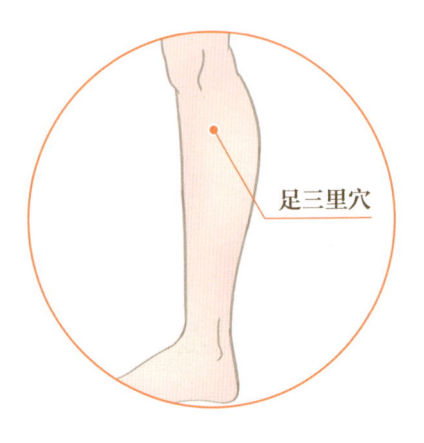

曲池穴

- **位置：** 位于肘横纹外侧端，屈肘，尺泽与肱骨外上髁连线中点。
- **方法：** 用大拇指指腹揉按曲池穴5分钟。也可用手指拍打此穴，以局部皮肤微红为度。
- **功效：** 疏经通络，祛湿健脾。

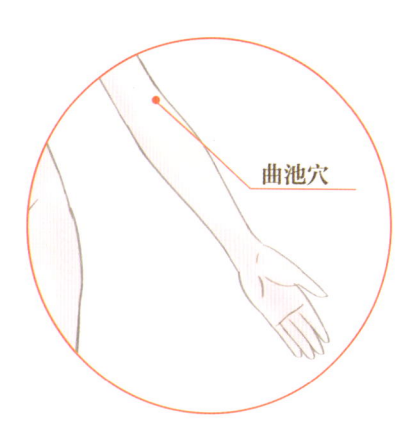

阴陵泉穴

- **位置：** 位于小腿内侧，胫骨内侧髁后下方凹陷处。
- **方法：** 将大拇指指端放于阴陵泉穴处，先顺时针方向按揉2分钟，再点按半分钟，以酸胀为度。
- **功效：** 清利湿热，健脾理气，通经活络。

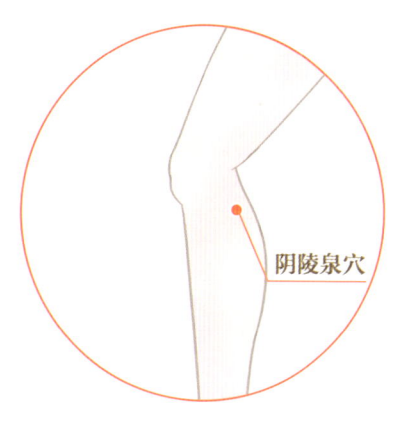

扫码查看
- AI健康规划师
- 祛湿妙招
- 药食同源课堂
- 中医养生精要

站桩——活气血，排湿气

站桩历史悠久，是目前有记载的最早的养生术。站桩是中华武术体系中的一个重要组成部分，并有"未习拳，先站三年桩"的说法，是中华武术的入门术。站桩不仅是一种健身运动，也能锻炼意志力，长期练习站桩能摒弃杂念、凝聚意念，并使身体充分放松、消除紧张，使心境更加平和。长时间的站立，可以使全身放松，使代谢系统、循环系统得到改善，提高身体排毒、排湿的能力。

站桩还可以增强脾胃的功能，促进肠胃消化、提升元气、预防感冒，因为站桩可以将热量输送至全身，使全身皮肤的毛孔打开，起到调节全身气血的作用，增强抗病能力，预防感冒的发生。此外，站桩还有降低血压、减轻心脏负荷、安神补脑的作用。

站桩养生的方法

头要正，目光平视，自然呼吸，全身放松，使周身上下气机平衡、和畅。

两脚分开，与肩同宽。膝盖稍微弯曲，膝盖不能过足尖，大腿根部空虚，呈似坐非坐的状态。

双手十指自然张开，双臂弯曲抱于胸前或腹前，像是抱着一只无形的球。

站桩时，应尽量放松全身的肌肉，把气沉于小腹，也就是武术家称为"下丹田"的所在，并把重心灌注在双脚脚底的涌泉穴。

先用鼻子深深地吸入一口气，然后微微张开嘴唇，向外轻轻地把这口气吐出来。反复练习呼吸，过程中保持全身肌肉放松，处于一种"似松非松，将展未展"的状态。

站桩时间可循序渐进，开始时10分钟，然后可以延长5分钟，直至半小时。每天坚持1~2次。

正确泡脚，有效祛湿

中医典籍中有记载："人之有脚，犹似树之有根，树枯根先竭，人老脚先衰。"脚自古以来就有"人体的第二心脏"之说，可见脚在维持身体健康方面至关重要。热水泡脚是一种非常方便的养生方式，很多人认为只有冬天泡脚才有祛寒健体的作用，其实不然，泡脚的好处非常多，一年四季皆可泡。人的脚底有着很多穴位和经络，经常泡脚可以促进血液循环，有助于促进新陈代谢，利于血液输送到脚部的末梢血管上，有效刺激脚底的重要穴位，达到强身健体的效果；泡脚还能增强身体的抗病能力，有预防疾病的作用。同时，泡脚还有利于疏通经络，每天晚上泡泡脚、发发汗可以改善睡眠，还能祛除身体内的湿气。

泡脚泡到全身微微出汗即可。一定要注意是微微出汗，而不能太过。汗为心液，排出过多的汗对健康反而无益。泡脚时还可在热水中加点"料"，如生姜、艾草、花椒或醋等，有利于疏通经络、缓解疲劳，还能达到祛寒排湿的效果。

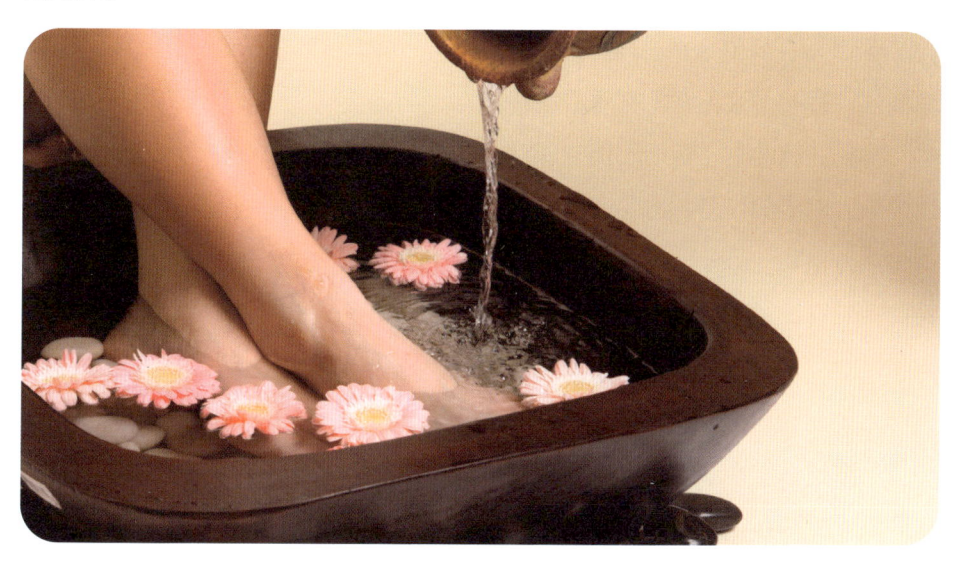

艾叶泡脚

艾叶是使用得比较广泛的一味中药材，艾叶泡脚也是非常常见的一种保健方式。艾叶具有温经止血、散寒止痛、祛湿止痒等功效。

生姜泡脚

生姜具有解表散寒、温中止呕、温肺止咳的功效，用于泡脚不仅可以起到一定的祛湿作用，还可以帮助祛除寒气。一般而言，老姜的泡脚效果更佳。

白醋泡脚

白醋有抑菌的作用，用于泡脚还可以增加皮肤弹性、祛除风湿、改善畏寒等。

花椒泡脚

花椒具有温中止痛、杀虫止痒的功效。因为花椒性辛温，所以还可以祛除湿气，有助于改善女性宫寒的症状。

需要注意的是，饭后不能立即泡脚。足底有许多穴位与胃部有关，饭后半小时内泡脚容易刺激足底的反射神经，引起胃部供血情况发生改变，使消化能力下降。另外，水温要保持温热，一般以40~45℃为宜，水温太凉容易使人感冒，过热会烫伤皮肤，特别是糖尿病患者，更不宜用过高水温的水泡脚；如果是感冒的患者，水温可以稍高，辅助人体发汗解表。泡脚时间宜以20~30分钟为度，老年人身体较为虚弱，在此基础上还可酌情缩短泡脚时间。冬季足浴应在膝盖上盖大毛巾保暖，足浴后立即擦干双脚，注意足部保暖。泡完脚后要记得适量喝水，以补充水分，加速体内排毒。